Laborkunde

für Medizinische Fachangestellte

Das Autorenteam:
Andrea Hinsch
Clarissa Krobath
Ingrid Loeding

4., überarbeitete Auflage

Handwerk und Technik – Hamburg

Vorwort

Die Laborkunde für Medizinische Fachangestellte vertieft die laborkundlichen Themen im MFA-Berufsfeld. Außerdem ergänzt sie das Werk „Medizinische Fachangestellte" aus dem gleichen Verlag. In gleicher Aufmachung und Konzeption sind die speziellen Kenntnisse für die Zusammenarbeit mit dem Großlabor und die Arbeit im ärztlichen Labor dargestellt. Das Buch unterstützt lernfeldorientierten Unterricht, da die Inhalte A bis F den einzelnen Lernfeldern zugeordnet wurden.

Die 4. Auflage wurde umfangreich aktualisiert.

Fotoreihen und Zeichnungen, die extra für dieses Werk angefertigt wurden, zeigen Arbeitsabläufe im Labor. Die Randspalte enthält gelb markierte Querverweise, die den Nutzer direkt auf die Seite leiten, auf der ein Sachverhalt näher erläutert wird. Im blauen Rahmen stehen Definitionen, Übersetzungen oder kurze weiterreichende Infos. Der laufende Text enthält viele „Praxistipps", die durch einen farbigen Rahmen gekennzeichnet sind. Das Symbol verweist auf Arbeitsblätter zum Downloaden (siehe vorderen, inneren Umschlag).

Im vorderen, inneren Umschlag finden Sie einen Weblink zu den 40 Arbeitsblättern zur Prüfungsvorbereitung und für den Unterricht. Diese ermöglichen den Lernenden, sich selbstständig auf die Prüfungen vorzubereiten und bieten den Unterrichtenden eine Fülle an Material für einen abwechslungsreichen Unterricht. Die Arbeitsblätter stehen als Word-Dokument und PDF-Dokument mit und ohne Lösungen zur Verfügung.

Konstruktive Verbesserungsvorschläge und Hinweise sind jederzeit willkommen.

Liebe Nutzerin, lieber Nutzer,

in diesem Buch ist von Patienten, Kranken, Ärzten, ... die Rede und immer sind selbstverständlich Menschen jeglichen Geschlechts gemeint. Wir sprechen von der Medizinischen Fachangestellten – meist in der Abkürzung MFA – weil es in der Praxis viele Frauen sind.
Wir haben zugunsten der Lesbarkeit die parallele Nennung verschiedener Formen unterlassen. Wir schreiben also beispielsweise nicht Patient / Patientin oder Arzt / Ärztin.
Wir bitten dafür um Ihr Verständnis und meinen, auch in Ihrem Sinne zu handeln.

In diesem Sinne viel Freude und Erfolg beim Arbeiten mit diesem Buch wünschen
das Autorenteam und der Verlag

Verlag und Autoren können keinerlei Gewähr übernehmen für die Richtigkeit der Angaben über Dosierungsanweisungen, Applikationsformen oder Kontraindikationen. Es gelten bei Medikamenten immer die Aussagen in der Gebrauchsinformation.
Die geschilderten Arbeitsweisen haben erklärende Funktion. Sie stellen insbesondere keine Arbeitsanweisung im Sinne einer Gebrauchsanleitung für ein Medizinprodukt dar. Um in der medizinischen Labordiagnostik den Anforderungen des Medizinprodukterecht-Durchführungsgesetzes und der IVD-Richtlinie zu entsprechen, müssen stets die mit CE gekennzeichneten Gebrauchsvorschriften der Medizinprodukte-Hersteller (z. B. der Testkits, Reagenzien, Zählkammern) beachtet werden. Änderungen in der Vorgehensweise zu den Hersteller-Gebrauchsvorschriften erfolgen unter alleiniger Verantwortung des Durchführenden.
Geschützte Warennamen (Warenzeichen) sind kenntlich gemacht worden. Aus dem Fehlen eines entsprechenden Hinweises kann jedoch nicht geschlossen werden, dass es sich nicht um einen geschützten Namen handelt.

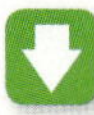

Dieses Symbol zeigt Ihnen, dass es zu diesem Thema ein passendes Arbeitsblatt zum Downloaden gibt. Den Link zu den Arbeitsblättern finden Sie auf der vorderen, inneren Umschlagseite.

Inhalt

D Patienten bei diagnostischen und therapeutischen Maßnahmen der Erkrankungen des Urogenitalsystems begleiten (LF 8) 59

E Patienten bei diagnostischen und therapeutischen Maßnahmen der Erkrankungen des Verdauungssystems begleiten (LF 9) 79

F Patienten bei der Prävention begleiten (LF 11) 90

Anhänge 105

A Allgemeines / Grundlagen

1 Laboruntersuchungen – eine Einführung

1.1 Bedeutung von Laboruntersuchungen

Patienten erwarten von ihrem Arzt, dass er Krankheiten diagnostiziert und geeignete Therapien einleitet. Dabei sind Laboruntersuchungen als diagnostische Maßnahmen – neben der Anamnese und der körperlichen Untersuchung – oftmals die Grundlage der einzuleitenden Therapie. Mithilfe von Laborbefunden kann diese später überprüft und angepasst werden (Bild 5.1).

Auch präventive Maßnahmen, wie z. B. Krebsfrüherkennungsuntersuchungen, sind auf Laboranalysen angewiesen. Außerdem bilden Laboruntersuchungen oft die Grundlage für gutachterliche Tätigkeiten.

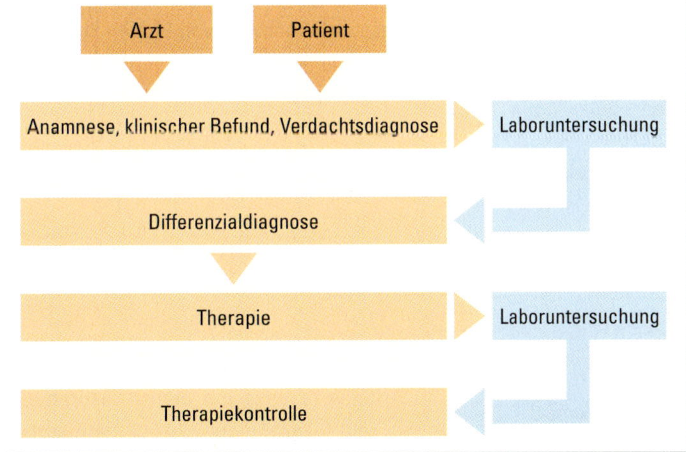

Bild 5.1 Bedeutung von Laboruntersuchungen.

1.2 Point-of-Care-Diagnostik

1.2.1 Vorteile und Einsatzbereiche

„Point-of-Care-Testing" (POCT) kann man mit „patientennahe Sofortdiagnostik" übersetzen. Man versteht darunter Laboruntersuchungen, die beim Patienten zuhause, in der Apotheke, in der niedergelassenen ärztlichen Praxis, im Notfallwagen oder im Krankenhaus – am Bett des Patienten – erbracht werden und innerhalb kürzester Zeit (maximal 15 Minuten) ein Ergebnis liefern. Die Vorteile liegen auf der Hand:

- schnelle Befunde,
- schnelle Therapiemöglichkeit/-anpassung,
- einfache Testdurchführung,
- wenig Vorkenntnisse beim Anwender erforderlich,
- wenig Untersuchungs- bzw. Testmaterial notwendig.

Ein Nachteil ist, dass Ergebnisse oft unkritisch übernommen werden. POCT-Diagnostik erfolgt z. B. bei

- Cholesterin,
- Hämoglobin und
- Blutzucker,
- Blutgasanalysen,
- Streptokokken-A- und -B-Tests,
- Troponin-Tests,
- SARS-CoV-2 Schnelltests,
- CrP-Tests,
- Harn-Teststreifenuntersuchungen und
- Schwangerschaftstests.

Point-of-Care-Untersuchungen werden nicht nur im medizinischen Bereich angewendet, sondern auch in der Lebensmittelbranche oder im Sportbereich, wo man so den Trainingserfolg steuert (z. B. durch eine Laktat- oder Hämoglobinbestimmung). Dabei werden u. a. folgende Testarten unterschieden:

- **Antigen-Test:** Es wird das Eiweiß eines Virus nachgewiesen. Dieser Test kann also sofort nach der Infektion durchgeführt werden, bevor der Organismus Antikörper gebildet hat.
- **Antikörper-Test:** Es wird die Immunantwort des Organismus, also das Vorhandensein von Antikörpern nachgewiesen. Dies ist erst möglich, wenn die Infektion stattgefunden hat und der Organismus Zeit hatte, Antikörper als Immunantwort zu bilden.

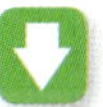 AB 01 und AB 02

Befund / Untersuchungsergebnis: Analysenergebnis + Beurteilung

Point-of-Care-Testing (engl.): patientennahe Diagnostik; Vor-Ort-Diagnostik

Laktat: Salz der Milchsäure, wird in der Skelettmuskulatur gebildet und bei Energiebedarf abgebaut. Der Laktatwert gibt Auskunft über den sportlichen Leistungsstand.

1.2.2 Immunologische Schnelltests

Ein Testprinzip bei Point-of-Care-Untersuchungen sind immunologische Schnelltests. Nach diesem Prinzip arbeiten sowohl der Troponin-Test, der Streptokokken-A- und Streptokokken-B-Test als auch z. B. der SARS-CoV-2-Test, der Schwangerschaftstest und der FOB-Test zum Nachweis von Blut im Stuhl.

FOB-Test ▶ S. 97
Troponin-Test ▶ S. 55
SARS-CoV-2-Test ▶ S. 57
Streptokokken-A-Test ▶ S. 89
Streptokokken-B-Test ▶ S. 103

Untersuchungsprinzip. Die Testkassette enthält einen Membranstreifen, der mit einem spezifischen Antikörper für die Testlinie und einem anderen spezifischen Antikörper für die Kontrolllinie beschichtet ist. Das Antigen aus dem Untersuchungsmaterial wird durch Reagenzien aus dem Abstrichtupfer herausgezogen (extrahiert) und anschließend auf die Probenöffnung der Kassette aufgebracht.

Kreuzkontamination: Übertragung von Mikroorganismen oder anderen Stoffen von einer Probe auf eine andere

Das Antigen reagiert mit dem Antikörper-Gemisch und bildet einen Antigen-Antikörper-Komplex (Bild 6.2). Wegen der Kapillarkräfte läuft die Probenmischung in den Bereich der Testlinie (in der Testkassette oft mit **T** gekennzeichnet). Es bildet sich ein farbiger Streifen an der Testlinie; bei einem negativen Ergebnis erscheint keine Linie (Bild 6.1).

Unabhängig vom Vorhandensein des Antigens reagiert die Probenmischung beim Passieren der Kontrolllinie (in der Testkassette oft mit **C** gekennzeichnet) immer mit einer farbigen Linie.

Bild 6.1 Prinzip des „seitlichen Flusstests" bei einem Schnelltest mit positiver und negativer Reaktion.

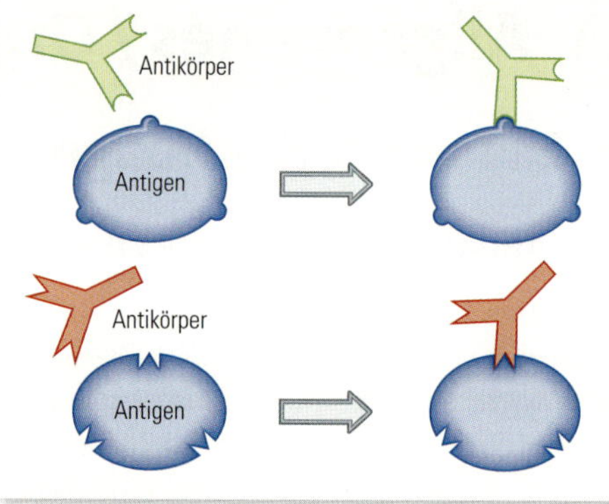

Bild 6.2 Antigen-Antikörper-Reaktion.

Die farbige Kontrolllinie dient zur Bestätigung,
- dass genügend Volumen aufgetragen wurde,
- dass die Probe ordnungsgemäß über die Membran geflossen ist sowie
- als Reagenzien-Kontrolle.

Aufbewahrung. Alle Reagenzien einschließlich der Testkassette werden im Kühlschrank oder bei Raumtemperatur gelagert (2 °C – 30 °C). Zur Untersuchung müssen alle Reagenzien auf Zimmertemperatur gebracht werden.

Falsch-negative Ergebnisse können durch eine schlechte Probennahme oder Probenlagerung verursacht werden.

Besondere Hinweise:
- Feuchtigkeitsempfindliche Testkassette bis zum Gebrauch in der Folienverpackung lassen.
- Test nicht verwenden, wenn die Folienverpackung beschädigt ist.
- Reagenzien unterschiedlicher Chargen nicht mischen.
- Verschlüsse der Flaschen nicht vertauschen!
- Proben nicht in das Reaktions-/Ergebnisfeld geben.
- Kreuzkontamination verschiedener Proben vermeiden. Für jede Probe ein neues Extraktionsröhrchen und Pipetten nehmen.
- Reaktionsfeld nicht berühren, um Kontaminierung zu vermeiden.
- Auswertungszeit (5 Minuten) beachten.
- Nur beigefügte Tupfer verwenden.
- Proben nicht einfrieren.
- Tupfer bei Zimmertemperatur (15 °C – 30 °C) bis zu 4 Stunden oder gekühlt (2 °C – 8 °C) bis zu 24 Stunden lagern.

Untersuchen Sie die Probe möglichst schnell nach dem Abstrich. Sollte dies nicht möglich sein, lagern Sie die Tupfer in einem sterilen, trockenen und gut verschlossenen Gefäß im Kühlschrank.

Sicherheitshinweise:

- Extraktionsreagenzien können giftig und/oder ätzend sein. Deshalb: Kontakt mit Augen und Schleimhäuten vermeiden. Falls es doch zu einem Kontakt kommt, gründlich mit Wasser auswaschen.
- Alle kontaminierten Abfälle wie Tupfer oder die Testkassette fachgerecht entsorgen.

Interne Qualitätskontrolle. Die Kassette enthält eine interne Kontrolle. Die Linie in der Kontrollregion der Membran weist auf eine korrekte Durchführung und einwandfreie Reagenzien hin.

Positivkontrolle. Wird ein immunologischer Schnelltest zum ersten Mal durchgeführt oder wird eine neue Charge geöffnet, dann muss eine Positivkontrolle durchgeführt werden. Die Kontrolllösung dafür kann beim Hersteller bestellt werden.

Die Extraktionsreagenzien werden in der angegebenen Menge in das Extraktionsröhrchen gegeben. Die positive Kontrolllösung wird durch Schütteln des Fläschchens gut gemischt und die vorgegebene Menge in das Extraktionsröhrchen gegeben. Die Lösung mischt man mit einem sterilen Tupfer gut durch.

Sicherheitshinweise ► S. 104

Sensitivität und Spezifität. Jeder immunologische Schnelltest hat eine Nachweisgrenze des zu bestimmenden Antigens. Diese Nachweisgrenze ist in der Packungsbeilage beschrieben.

1.3 PCR-Tests

PCR-Tests haben durch den Nachweis des SARS-CoV-2 (Erreger von COVID-19 bzw. Corona) an Bedeutung gewonnen. PCR steht für „Polymerase Chain Reaction", auf Deutsch „Polymerase-Ketten-Reaktion". Die Polymerase ist ein Enzym, das in jedem Organismus vorkommt, da es zum Auf- und Umbau der DNA erforderlich ist. Die DNA (englisch: Desoxyribonucleinacid, deutsch: DNS: Desoxyribonukleinsäure) ist der Träger der Erbinformation, die sich im Zellkern befindet.

Die Bestimmung der DNA kann aus Blut, Abstrichmaterial oder aus Biopsiematerial (z. B. Chorionzottenbiopsie) erfolgen.

Untersuchungsprinzip. Bei einem PCR-Test werden kleinste Mengen Erbmaterial von Viren, Bakterien oder anderen Organismen zur Vervielfältigung gebracht. Diese Vervielfältigung erfolgt in mehreren Zyklen, wobei sich pro Zyklus die DNA verdoppelt (Bild 7.1). Je mehr Zyklen benötigt werden, um die DNA z. B. eines Virus nachzuweisen, desto weniger DNA war ursprünglich im Untersuchungsmaterial enthalten. Man sagt auch: desto geringer war die ursprüngliche Viruslast. Ist genug nachweisbare DNA vorhanden, wird überprüft, ob es sich um die richtige DNA handelt. Dies erfolgt mithilfe von Stoffen, die die gesuchte DNA sichtbar machen.

Das Ergebnis eines PCR-Schnelltests liegt innerhalb von ca. 2,5 Stunden vor, bei einem normalen PCR-Test innerhalb eines Tages. PCR-Tests gehören zur molekularen Diagnostik. Sie haben eine sehr hohe Sensitivität und Spezifität.

SARS-CoV-2-Test ► S. 57

PCR-Tests werden eingesetzt z. B.

- zum Nachweis von Viren-DNA (HIV, SARS-CoV-2),
- zum Nachweis bakterieller DNA (Tuberkulosebakterien),
- bei Vaterschaftstests,
- zur Feststellung von Erbkrankheiten.

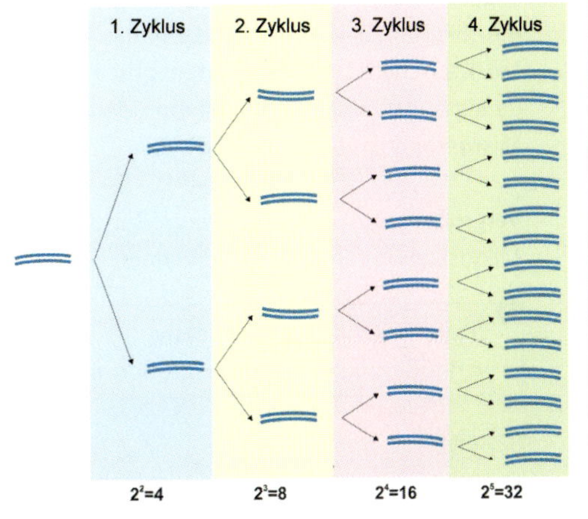

Bild 7.1 Exponentielle Vervielfältigung der DNA.

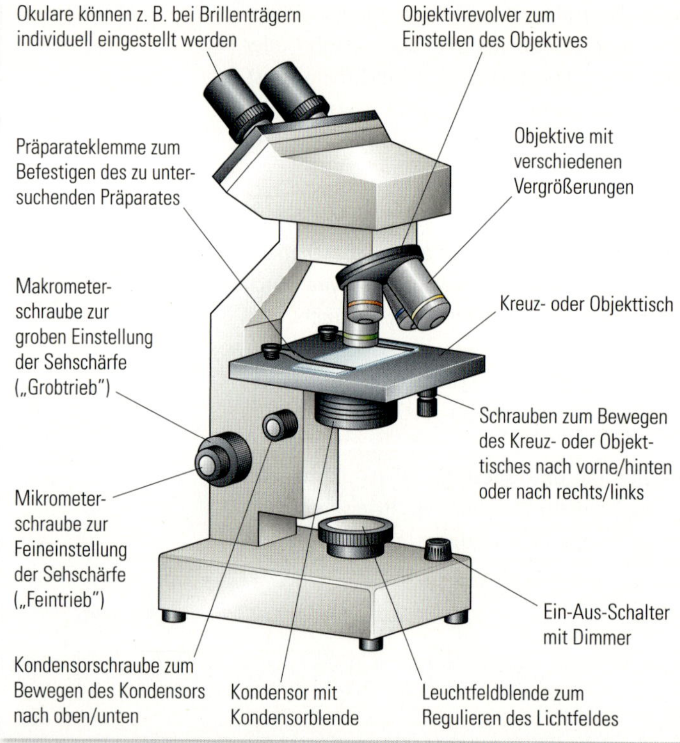

Bild 8.1 Bau- und Funktionsteile eines Mikroskops.

Interferenz: Überlagerung, Überschneidung (in diesem Fall von Lichtwellen)

AB 03

Leukozytenzählung ► S. 35 ff.

Harnsediment ► S. 73

1.4 Hilfsmittel und Geräte

1.4.1 Das Mikroskop

Ein Mikroskop dient der Vergrößerung kleiner und kleinster Objekte. Mit seiner Hilfe können z.B. Blutkörperchen (z.B. bei der Leukozytenzählung) oder Bestandteile des Harnsediments für das menschliche Auge sichtbar gemacht werden. In ärztlichen Laboren werden häufig sogenannte „binokulare Mikroskope" verwendet (Bild 8.1). Diese sind für die genannten mikroskopischen Labortätigkeiten gut geeignet, da die Augen nicht so schnell ermüden wie bei Mikroskopen mit nur einem Okular.

Vergrößerung. Die Gesamtvergrößerung eines Mikroskops wird wie folgt berechnet:

Okularvergrößerung · Objektivvergrößerung = Gesamtvergrößerung

Beispiel:
10-fache Okularvergrößerung · 40-fache Objektivvergrößerung = 400-fache Gesamtvergrößerung

Die Lichtregulierung erfolgt mithilfe des Kondensors, der Leuchtfeldblende und des Dimmers.

Die Bildschärfe kann mit den Okularen sowie der Mikro- und der Makrometerschraube (Feintrieb und Grobtrieb) angepasst werden.

1.4.2 Das Fotometer

Im medizinischen Bereich werden verschiedene Fotometer eingesetzt, die sich hauptsächlich durch die Art ihrer Lichtquellen und ihres Filters unterscheiden.

Das Filterfotometer hat als Lichtquelle eine Wolframlampe; es sendet Licht im Wellenspektrum von 400 nm bis 700 nm, das durch Interferenzfilter geleitet wird.

Das Spektrallinienfotometer hat als Lichtquelle eine Quecksilber- oder Cadmiumlampe; es sendet Licht in einem unregelmäßigen Wellenspektrum, das ebenfalls durch Interferenzfilter geleitet wird.

Das Spektralfotometer hat eine Wolframlampe für den sichtbaren Lichtbereich und eine Halogenlampe für den UV-Bereich. Das ausgestrahlte Licht wird durch ein Prisma oder Gitter in die verschiedenen Wellenlängen zerlegt, sodass durch eine Spaltblende der gewünschte Lichtbereich ausgewählt werden kann.

Reflektionsfotometer. In der Praxis niedergelassener Ärzte findet man häufig ein Reflektionsfotometer (Bild 8.2).

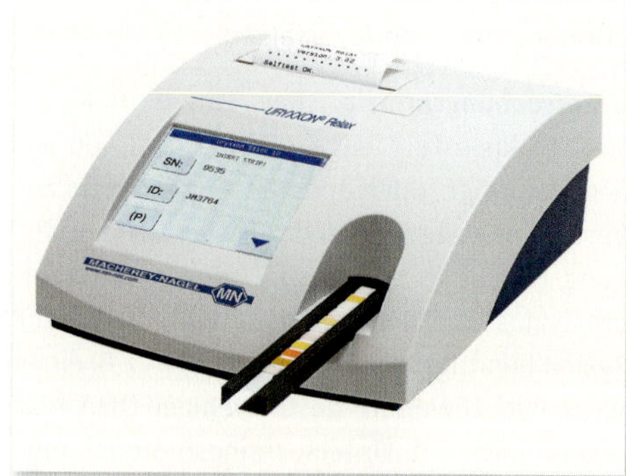

Bild 8.2 Reflektionsfotometer

Das Untersuchungsmaterial (Serum, Plasma, Vollblut, Urin) wird auf spezifische Teststreifen aufgebracht. Mit dieser trockenchemischen Untersuchung können z. B. Glucose, Cholesterin, Creatinkinase, Hämoglobin und weitere Bestandteile des Blutes untersucht werden. Außerdem können folgende Bestandteile und Werte des Urins untersucht werden: Blut, Urobilinogen, Bilirubin, Protein, Nitrit, Keton, Glucose, pH, Dichte (spezifisches Gewicht) und Leukozyten. Die Untersuchungen sind leicht durchzuführen, das Ergebnis liegt innerhalb weniger Minuten vor. Die Untersuchungen mittels eines Reflektionsfotometers erfüllen also die wichtigsten Kriterien der Point-of-Care-Untersuchungen.

Im Gegensatz zu den anderen genannten Fotometern wird bei einem Reflektionsfotometer nicht das durch eine gefärbte Lösung geschickte Licht gemessen, sondern das Licht, das von der auf einem Teststreifen aufgebrachten Probe reflektiert wird. Dieses reflektierte Licht wird in der Ulbricht'schen Kugel aufgefangen (Bild 9.1). Das Maß der Lichtreflexion ist für jedes Untersuchungsmaterial, abhängig von der Konzentration, bekannt. Sie wird in ein digitales Signal umgesetzt und als Messergebnis angezeigt.

Bild 9.1 Ulbricht'sche Kugel.

Der Teststreifen enthält neben den für die Untersuchung erforderlichen Reagenzien auch die für die Elektronik benötigten kodierten Informationen.

1.4.3 Die Zentrifuge

Mit einer Zentrifuge (Bild 9.2) können die festen Bestandteile eines Gemisches von den flüssigen getrennt werden, z. B. zum Herstellen eines Harnsediments oder zum Trennen des Serums von den Blutzellen.

Funktionsprinzip. Durch die Schwerkraft sinken die festen Bestandteile eines Gemisches nach unten. Dieser Sedimentationsvorgang wird durch eine Zentrifuge beschleunigt, denn im Zentrifugenkessel treten durch die schnelle kreisförmige Bewegung Zentrifugalkräfte auf.

Die Wirkung der Zentrifuge ist abhängig von

- der Umdrehungszahl und
- dem Durchmesser.

Zentrifugen mit einem kleinen Durchmesser brauchen für die gleiche Wirkung mehr Umdrehungen als solche mit einem größeren Durchmesser. Deshalb sollte man sich bei der Benutzung nach der RZB-Zahl und nicht nach der Anzahl der Umdrehungen richten.

Mithilfe von Umrechnungstabellen kann man entsprechend dem Zentrifugenradius die Anzahl der Umdrehungen pro Minute (rpm) umrechnen auf das Vielfache der Erdbeschleunigung *(g)*, um so die korrekte Einstellung der Zentrifuge vorzunehmen.

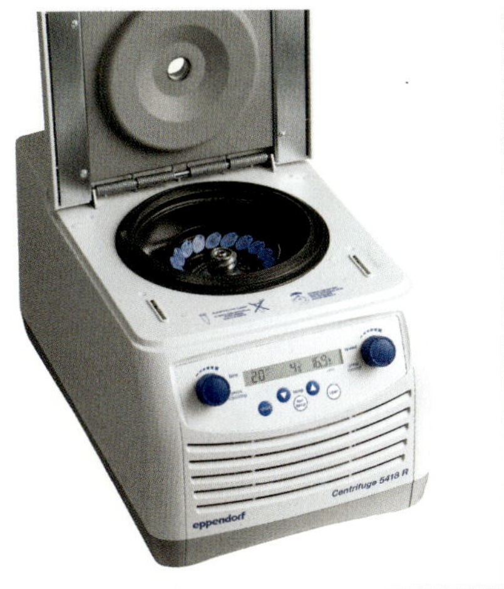

Bild 9.2 Laborzentrifuge.

Serum ▶ S. 47

Plasma ▶ S. 31

Vollblut ▶ S. 31

Creatinkinase ▶ S. 54

Hämoglobin ▶ S. 33

Harnsediment ▶ S. 73

Sediment: Ablagerungen, Bodensatz

RZB = **R**elative **Z**entrifugal**b**eschleunigung: diese Zahl gibt an, um welchen Wert die mittlere Erdbeschleunigung *g* vervielfacht wird.

Zentrifugenarten. Man unterscheidet Winkelkopf- und Ausschwingzentrifugen (Bild 10.1).

Zum Zentrifugieren werden spezielle Röhrchen benutzt, die in der Regel unten spitzer zulaufen als normale Reagenzgläser (Bild 10.2). Die Wahl der Zentrifugenröhrchen richtet sich nach dem Röhrchensystem der Zentrifuge. Diese können zum Teil mit Adaptern ausgestattet werden, sodass verschiedene Röhrchen nutzbar sind.

> Beladen Sie Zentrifugen immer gleichmäßig, d. h. stellen Sie immer zwei Röhrchen mit gleicher Flüssigkeitsmenge gegenüber.
> Wählen Sie Laufzeit und Geschwindigkeit der Zentrifuge je nach Art des Untersuchungsmaterials und der geforderten Untersuchungen. Beachten Sie die Angaben in den Bedienungsanleitungen!

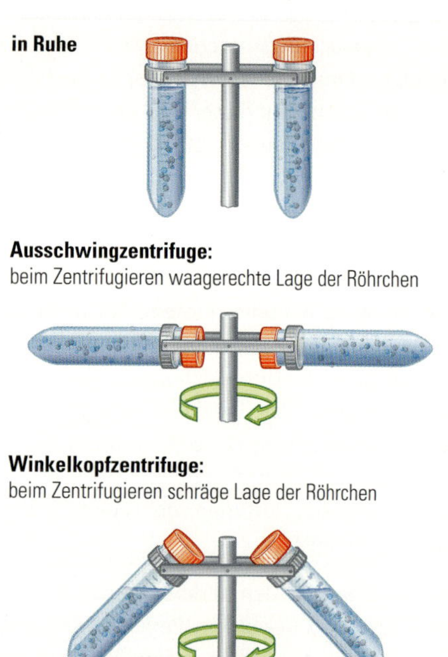

Bild 10.1 Ausschwing- und Winkelkopfzentrifuge.

1.4.4 Pipetten

Eine Pipette dient zum Dosieren von Flüssigkeiten. Dies geschieht mechanisch oder elektronisch. Früher wurden Glasröhrchen, die unten spitz zulaufen, als Pipetten verwendet.

Mikroliter- oder Kolbenhubpipetten zum Dosieren kleiner Flüssigkeitsmengen gibt es mit einer vorgegebenen Mengeneinstellung oder variabel für verschiedene Flüssigkeitsmengen (Bild 10.3). Sie haben auswechselbare Kunststoffpipettenspitzen, sodass sie sich für das Arbeiten mit unterschiedlichen Substanzen oder Substanzkonzentrationen eignen. Sie werden auch als Mehrkanalpipetten angeboten.

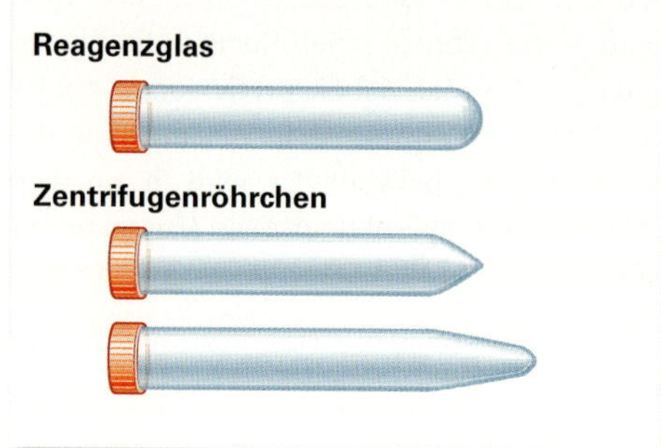

Bild 10.2 Zentrifugenröhrchen.

Handdispenser bzw. Multipetten (Bild 10.4) verfügen statt der Pipettenspitze über ein Reservoir, ähnlich einer Spritze, sodass größere Volumen aufgenommen werden können. Die Flüssigkeiten lassen sich anschließend in kleinen Schritten dosieren.

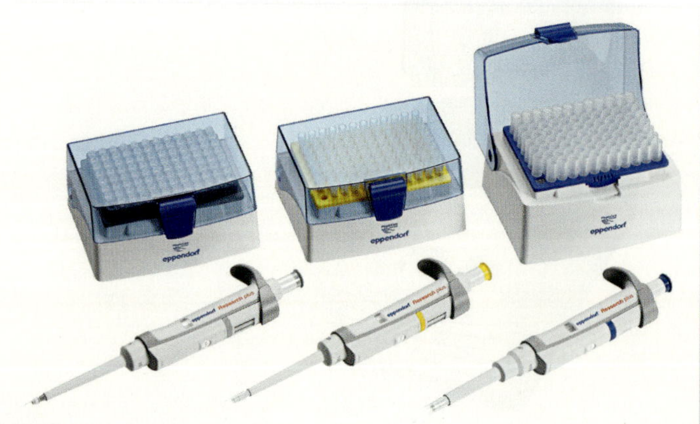

Bild 10.3 Mikroliterpipetten.

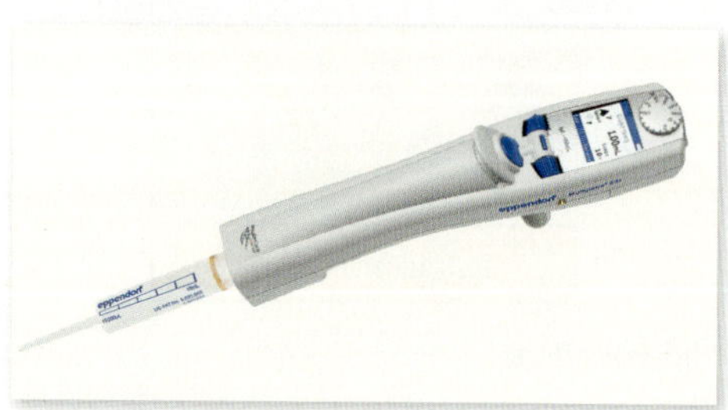

Bild 10.4 Dispenser.

2 Präanalytik und Postanalytik

Die Zuverlässigkeit von Untersuchungsergebnissen und damit auch die von Laborbefunden hängt von verschiedenen Faktoren ab, die in Bild 11.1 dargestellt sind.

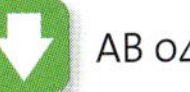

- Vorbereitung des Patienten
- Umgang mit Probengefäßen und Kennzeichnung von Proben
- Gewinnung des Untersuchungsmaterials
- Aufbewahrung und Transport der Proben

} Präanalytik

- Analytik im Labor
- Übermittlung der Ergebnisse
- Interpretation der Analysedaten (Befundung)

} Postanalytik

Bild 11.1 Faktoren der Prä- und Postanalytik.

2.1 Patienteninformation und Patientenvorbereitung

Der Patient soll rechtzeitig auf die geplanten Untersuchungen und die dazu notwendigen Vorbereitungen hingewiesen werden. Er muss z. B. wissen, ob er nüchtern (Nahrungskarenz) erscheinen muss, ob oder welche Medikamente er nehmen darf oder ob eine Diät einzuhalten ist.

Eine Nahrungskarenz ist unbedingt erforderlich z. B. bei der Bestimmung von

- Triglyceriden,
- Cholesterin,
- Glucose und
- der Analyse des Gerinnungsstatus,

denn fettreiche und zuckerhaltige Nahrung kann zu Veränderungen des Untersuchungsmaterials führen und damit zu fehlerhaften Laborergebnissen.

Karenz: Verzicht, Enthaltsamkeit

Viele Arzneimittel können eine Veränderung von Laborbefunden bewirken, z. B.

- orale Antikontrazeptiva (Anti-Baby-Pille) oder
- ASS (Aspirin®).

Auch schwere körperliche Arbeit kann Auswirkungen auf die Laborbefunde haben, z. B. werden Enzyme im Muskel nachgewiesen.

Enzyme im Muskel ▶ S. 54

2.2 Probenvorbereitung und Probenbehandlung

Probenkennzeichnung. Die Probenkennzeichnung (Kodierung / Beschriftung) erfolgt grundsätzlich vor der Probenentnahme.

Die Kennzeichnung der Röhrchen erfolgt mit aufgeklebten Barcode-Etiketten (Bild 11.2) Die Begleitformulare (Muster 10, 10A und 10C) sind vollständig auszufüllen, dies gilt insbesondere auch für Verdachtsdiagnosen.

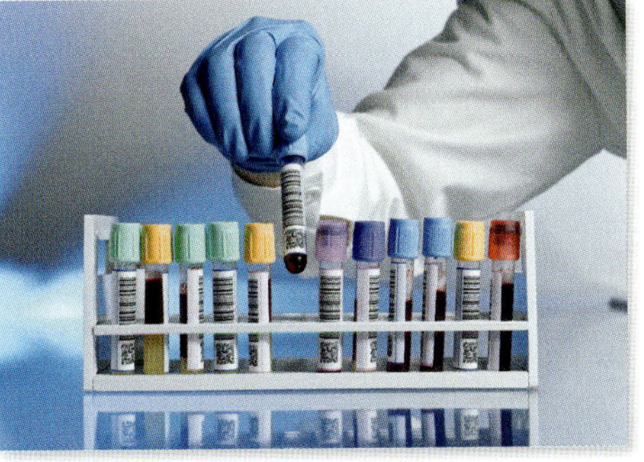

Bild 11.2 Blutröhrchen mit Barcode.

Muster 10, 10A und 10C ▶ S. 17

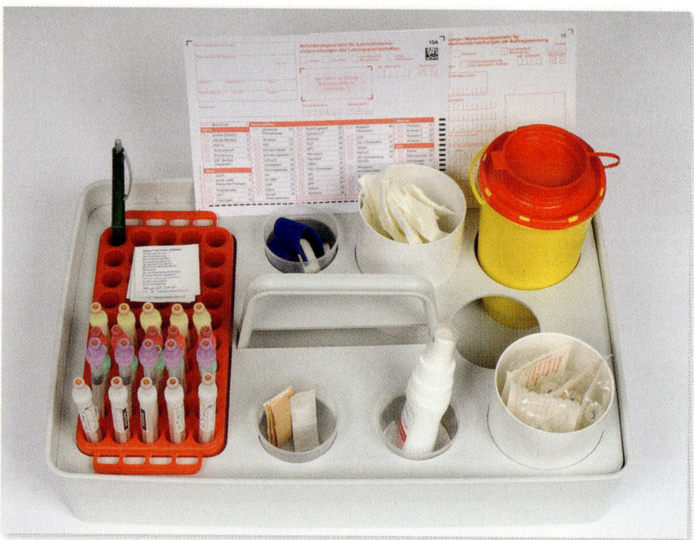

Bild 12.1 Blutentnahmetablett mit verschiedenen Blutröhrchen.

Stuhl-Auffang-papier ▶ S. 98

Mittelstrahlurin ▶ S. 61

Antikoagulanzien: (Blut-)Gerinnungs-hemmer

venöse Blut-entnahme ▶ S. 49

kapilläre Blut-entnahme ▶ S. 48

Entnahmematerial. Das Entnahmezubehör (Kanülen, Röhrchen etc.) muss sauber, steril und frei von Rückständen sein (Bild 12.1).

Antikoagulanzien. Werden Antikoagulanzien zugesetzt, müssen die Volumina genau eingehalten werden, da das Blut sonst unkontrolliert verdünnt wird. Bei der venösen Blutentnahme soll die Vene möglichst kurz gestaut werden.

Blut. Bei der kapillären Blutentnahme darf die Entnahmestelle nicht zu sehr gedrückt oder gequetscht werden, denn austretende Gewebeflüssigkeit verdünnt das Blut ebenfalls.

Für bestimmte Untersuchungen muss das entnommene Blut möglichst frisch verwendet werden. So sollen z. B. der Glucose- und der Bilirubinspiegel innerhalb von 24 Stunden nach der Blutentnahme bestimmt werden.

Für den Versand mit der Post eignet sich kein Vollblut, sondern nur Plasma oder Serum.

Können Analysen nicht innerhalb von sechs Stunden nach der Blutentnahme ausgeführt werden, so sollte z. B. das Blutserum in einem verschlossenen Gefäß im Kühlschrank aufbewahrt werden.

Stuhl. Stuhlproben können falsche Befunde aufweisen, wenn die Stuhlprobe in modernen Tiefspül-WCs mit dem (verschmutzten) Toilettenbecken in Berührung kommt.

Urin. Für bestimmte Harnuntersuchungen (bakterielle Untersuchungen) wird Mittelstrahlurin benötigt. Die Anleitung dazu muss dem Patienten eindeutig und verständlich gegeben werden.

Soll ein Harnsediment untersucht werden, muss der Harn innerhalb kürzester Zeit im Labor untersucht werden.

Allgemeine Hinweise. Optimal ist es, wenn die Proben sofort nach der Gewinnung in das Labor gebracht und analysiert werden.

Bei Kühlschranktemperatur sind viele Substanzen, auch Enzyme, länger stabil, manchmal tage- oder wochenlang. Dies sollte jedoch nicht zur Routine gemacht werden.

Eingefrorene Proben werden möglichst schnell nach dem Auftauen analysiert und nicht wieder eingefroren.

Kontrollieren Sie das Verfallsdatum bei den Blutentnahmeröhrchen regelmäßig.

Probenversand mit der Post. Für den Versand von humanem Untersuchungsmaterial gibt es spezielle Vorschriften, um die Gesundheitsgefährdung von Post- und Kurierpersonal so gering wie möglich zu halten.

Näheres zum Postversand finden Sie z. B. als PDF-Download unter der Adresse www.deutschepost.de (Stichwort: Regelungen für die Beförderung von gefährlichen Stoffen und Gegenständen).

2.3 Befunddokumentation

Laborbefunde werden in einer allgemein anerkannten Form dokumentiert. Dazu gehört, dass jeder (Labor-)Befund neben der Zahl auch eine Einheit hat, die i. d. R. international festgelegt ist. Durch die Angabe einer Einheit wird jeder quantitative Befund eindeutig.

Je nach Analysenart werden Laborergebnisse qualitativ, quantitativ oder semiquantitativ angegeben (Tabelle 13.1).

Alle Befunde müssen eindeutig dem entsprechenden Patienten zugeordnet werden. Dies kann beispielsweise mithilfe der elektronischen Datenübertragung geschehen, wobei auch hier immer zu kontrollieren ist, ob die Daten korrekt zugeordnet wurden.

Laborbefunde haben eine Aufbewahrungsfrist von 10 Jahren.

Analysenart	Erklärung	Beispiel	Ergebnisdokumentation
qualitativ	Bei dieser Analysenart wird untersucht, ob eine bestimmte Substanz vorhanden ist oder nicht.	Schwangerschaftstest (Ist das Schwangerschaftshormon ß-HCG vorhanden oder nicht?)	positiv oder negativ (pos., neg.)
quantitativ	Bei dieser Analysenart wird bestimmt, wie viel von einer bestimmten Substanz vorhanden ist.	Blutuntersuchungen z. B. auf Glucose, Enzyme oder die Bestimmung der BSG	BZ 110 mg / dl GOT 11 U / l BSG 3/6 mm 1 Std. / 2 Std.
semiquantitativ	Bei dieser Analysenart wird die ungefähre Menge einer bestimmten Substanz festgestellt.	Teststreifenuntersuchungen des Harns auf Glucose, Keton etc.	Glucose ++ Ketone +

Tabelle 13.1 Analysenarten.

Bestimmung der BSG ► S. 87

Teststreifenuntersuchungen des Harns ► S. 67

2.4 Einflussgrößen und Störfaktoren auf Laborbefunde

Ein Befund, der nicht zum klinischen Bild einer Erkrankung bzw. (Verdachts-)Diagnose passt, muss nicht unbedingt auf einen Fehler im Labor zurückzuführen sein. Viele Arbeitsschritte zur Erzielung eines zuverlässigen Laborergebnisses liegen nämlich im Arbeitsbereich der Arztpraxis. So können alle präanalytischen Tätigkeiten Einfluss auf die Laborbefunde nehmen und zu fehlerhaften Befunden führen (Bild 13.1).

Typische präanalytische Fehler nennt man auch Störfaktoren. Sie können unterschiedliche Ursachen haben. Um Störfaktoren bzw. präanalytische Fehler zu vermeiden, müssen Patienten und Personal genau instruiert werden.

Fehler in der Präanalytik können ...

... zu grob falschen Laborbefunden und damit fehlerhaften Diagnosen und Therapien führen.

... zu Wiederholungen von Tests führen, die für den Patienten ärgerlich sind und die Diagnosefindung verzögern.

... eine gezielte und frühzeitige Behandlung des Patienten hinauszögern.

... unnötige Untersuchungen und damit unnötige Kosten verursachen.

Bild 13.1 Fehler in der Präanalytik.

Hämolyse: „Auflösen des Blutes“; Aufplatzen der Erythrozyten mit Freisetzung des Hämoglobins

Störfaktoren in der Arztpraxis können sein:
- Wahl des falschen Röhrchens bei der Blutentnahme,
- Kontamination der Proben (z. B. Einsatz verunreinigter Probenaufbewahrungsgefäße),
- falsche Probenentnahme und falsche Probenlagerung,
- Hämolyse durch Schütteln des Probenmaterials,
- unzureichende Durchmischung bei Proben mit Antikoagulanzien,
- Zentrifugieren der Proben mit falscher Umdrehungszahl (zu untertourig oder zu hochtourig),
- Verwechslung von Patienten (fehlende oder unzureichende Kennzeichnung der Probe mit Namen, Vornamen, Geburtsdatum und Zeitpunkt der Probenentnahme),
- nicht korrekt ausgefüllte Anforderungsformulare.

Einflussgrößen beim Patienten. Auf der Patientenseite wird unterschieden zwischen beeinflussbaren und nicht beeinflussbaren Faktoren. Zu den unveränderlichen, nicht beeinflussbaren Faktoren gehören u. a.:
- Alter,
- Geschlecht oder
- Erbfaktoren.

Zu den veränderlichen, beeinflussbaren Faktoren gehören u. a.:
- Medikamente,
- Stress,
- Nahrungsaufnahme vor der Blutentnahme,
- Körperlage während der Probengewinnung,
- Körpergewicht,
- vorausgegangene körperliche Aktivität,
- Diäten / Essgewohnheiten.

Blutentnahmen sollten Sie immer zur gleichen Tageszeit durchführen. Damit vermeiden Sie tageszeitliche Schwankungen, z. B. bei Hormonbestimmungen, und die Patientenbefunde werden vergleichbarer.

3 Rechtliche Bestimmungen der Qualitätssicherung

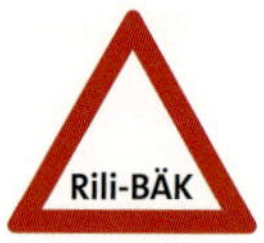

Rili-BÄK

Bild 14.1 Dieses Warnzeichen befindet sich überall dort im Buch, wo die Rili-BÄK eine Rolle spielt.

Rili-BÄK: abrufbar unter www.bundesaerztekammer.de (Stichwort: Richtlinien ▸ Labor)

 AB 05

Qualitätssicherung im Labor muss durchgeführt werden, um evtl. auftretende Fehler zu erkennen, Ursachen von Fehlern zu finden und diese im weiteren Verlauf der Arbeit zu vermeiden. Letztendlich könnten falsche Laborbefunde zu einer falschen Therapie führen.

Die Bundesärztekammer gibt deshalb die Richtlinie zur Qualitätssicherung laboratoriumsmedizinischer Untersuchungen (Rili-BÄK) heraus. Die Richtlinie trat am 01. April 2008 erstmals in Kraft. Seitdem wird sie kontinuierlich aktualisiert und ergänzt (Bild 14.1) .

Ziel der Richtlinie ist es u. a., die Qualität laborärztlicher Untersuchungen zu sichern. Es wird genau ausgeführt, welche Bedingungen zu beachten sind im Rahmen der
- Präanalytik (Vorbereitung der Untersuchungen, z. B. Blutentnahme, Aufbereitung, Transport und Aufbewahrung des Untersuchungsmaterials),
- Analytik (Durchführung der Untersuchungen) sowie
- Postanalytik (z. B. Befundbericht mit Angaben zu den Referenzbereichen und Hinweisen zur Interpretation des Ergebnisses).

Die Rili-BÄK besteht aus einem allgemeinen Teil A und einem speziellen Teil B.

Teil A enthält Anforderungen an die Qualitätssicherung laboratoriumsmedizinischer Untersuchungen. Diese Anforderungen orientieren sich an der Norm EN ISO 15189 und gelten verbindlich für jeden, der laboratoriumsmedizinische Untersuchungen durchführt. Sie legen fest:
- die Dokumentation der Verfahren zur Präanalytik und Postanalytik,
- die Dokumentation der Untersuchungsverfahren,
- die Einführung eines Qualitätsmanagementsystems,
- die Dokumentation der Schulung und Weiterbildung der Mitarbeiter.

Teil B legt die Anforderungen an die Qualitätssicherung der Messergebnisse quantitativer Laboruntersuchungen fest.

Die Rili-BÄK unterscheidet grundsätzlich zwei Arten der Qualitätskontrolle:

- die interne Qualitätssicherung sowie
- die externe Qualitätssicherung (Ringversuch).

Für Rili-BÄK-pflichtige Untersuchungen sind maximal erlaubte Abweichungen des Kontrollwerts vom Zielwert festgelegt und dürfen nicht überschritten werden. Diese Abweichungen sind (nach Tabelle B1 der Rili-BÄK):

- Glucose +/– 11,0 %
- CRP +/– 13,5 %
- Cholesterin +/– 7,0 %
- Creatinkinase +/– 11,0 %
- Hämoglobin +/– 4,0 %

3.1 Interne Qualitätssicherung

Die interne Qualitätssicherung dient dazu, auftretende Fehler (grobe Ausreißer, zufällige oder systematische Fehler) im eigenen Labor früh zu erkennen. Es ist eine Selbstkontrolle.

Bei der internen Qualitätssicherung werden

- die Richtigkeit (erreiche ich bei meiner Untersuchung den vom Hersteller eines Kontrollserums vorgegebenen Wert?) als auch
- die Präzision (arbeite ich genau / exakt?) der Untersuchungen überprüft.

Den Unterschied zwischen beiden Begriffen zeigt Bild 15.1. Der schwarze Punkt ist der Sollwert (der Wert, der erreicht werden soll). Die roten Punkte stellen die Ist-Werte (die erzielten Untersuchungsergebnisse) dar. Die interne Qualitätssicherung wird mit jeder Bestimmungsserie oder bei kontinuierlicher Analytik durchgeführt.

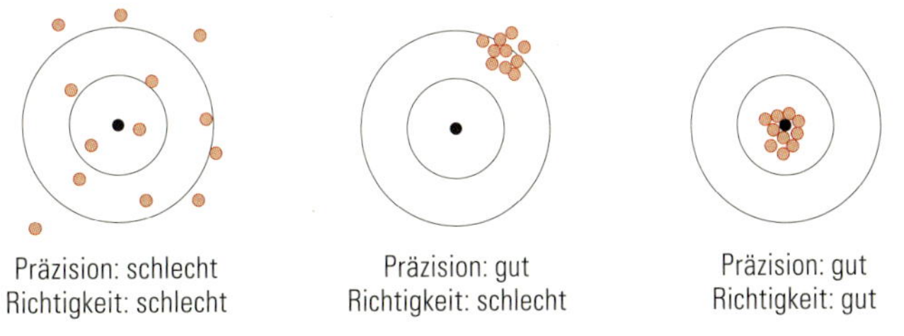

Bild 15.1 Unterschied zwischen Richtigkeit und Präzision.

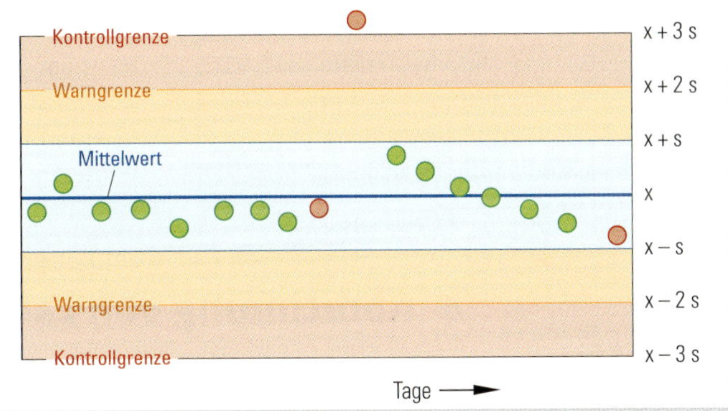

Bild 15.2 Kontrollblatt der internen Qualitätskontrolle.

Kontrollprobenmessung. Die Rili-BÄK sieht vor, dass an den Tagen, an denen Patientenproben untersucht werden, innerhalb von 24 Stunden mindestens zwei und spätestens nach 16 Stunden eine Kontrollprobenmessung durchzuführen ist. Eine Kontrollprobenmessung ist auch erforderlich, wenn z. B.

- ein Chargenwechsel erfolgt,
- das Gerät neu kalibriert werden muss oder
- eine Wartung / Reparatur durchgeführt wurde.

Für die Durchführung wird beispielsweise ein Kontrollserum verwendet, bei dem die Soll-Werte (also die Werte, die man erreichen soll) in der Packungsbeilage vermerkt sind.

Alle Ergebnisse der internen Qualitätssicherung müssen dokumentiert werden. Zusätzlich sollen die Messwerte grafisch dargestellt werden (Bild 15.2); dafür müssen die Mittelwerte, die Standard- und Kontrollabweichungen berechnet werden.

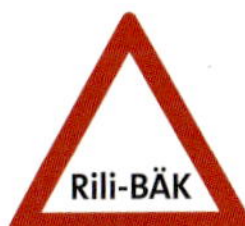

„Außer Kontrolle" sind die Werte, wenn

- 7 aufeinanderfolgende Werte entweder oberhalb oder unterhalb des Mittelwerts liegen,
- ein Ergebnis außerhalb der Kontrollgrenzen liegt,
- 7 aufeinanderfolgende Werte entweder auf- oder absteigend sind.

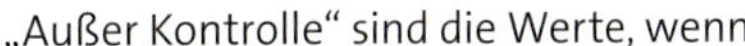

Die Dokumentations- und Kontrollblätter müssen fünf Jahre aufbewahrt werden.

Trockenblut: Tropfen von getrocknetem Blut (Blutkärtchen). Die Bluttropfen werden auf Filterpapier getrocknet (z. B beim Neugeborenen-Screening) und so an ein ärztliches Labor versandt. Diese Analysemethode wird z. B. beim Neugeborenen-Screening angewandt.

3.2 Externe Qualitätssicherung

Die externe Qualitätssicherung besteht in erster Linie aus dem sogenannten „Ringversuch". Ärzte, die ringversuchspflichtige Laborleistungen mit der Kassenärztlichen Vereinigung (KV) abrechnen, sind verpflichtet, jedes Quartal an einer externen Qualitätssicherung teilzunehmen. Eine erfolgreiche Teilnahme wird für ein halbes Jahr durch Zertifikate bescheinigt, die über die Praxissoftware an die Kassenärztliche Vereinigung zu übersenden sind. Ausgenommen von der Ringversuchspflicht ist die Point-of-Care-Diagnostik.

Die Teilnahmepflicht gilt für insgesamt 93 Blutparameter, 10 Urinparameter, 7 Parameter im Liquor cerebrospinalis (Gehirn-Rückenmarksflüssigkeit) und 4 Parameter im Trockenblut (Tabelle 16.1).

Das Labor führt bestimmte Untersuchungen mit einem Kontrollserum eines Referenzlabors durch; die Untersuchenden kennen dabei nicht den Soll-Wert des zu untersuchenden Parameters. Die ermittelten Werte werden an das Referenzlabor geschickt und dort ausgewertet.

im Blut (Auswahl)	im Urin	im Liquor cerebrospinalis	im Trockenblut
• Elektrolyte: Calcium, Chlorid, Kalium, Magnesium, Natrium • Stoffwechselprodukte: Bilirubin, Glucose, Cholesterin, Albumin, Harnsäure • Hormone: humanes Choriongonadotropin (hCG), thyreotropes Hormon (TSH), Trijodthyronin, frei (fT3), Thyroxin, frei (fT4), Progesteron • Enzyme: Gamma-Glutamyl-Transferase (γ-GT), Aspartat-Aminotransferase (AST bzw. GOT), Alanin-Aminotransferase (ALT bzw. GPT) • Gerinnungssubstanzen: Thromboplastinzeit (Quick)	Albumin Calcium Glucose Harnsäure Harnstoff Kalium Kreatinin Natrium Phosphat (Gesamt-) Protein	Albumin Glucose Immunglobuline A, G und M Laktat (Gesamt-)Protein	17-OH Progesteron IRT PAP TSH

Tabelle 16.1 Parameter für den Ringversuch.

EBM: Einheitlicher Bewertungsmaßstab; Gebührenordnung zur Abrechnung von ärztlichen Leistungen mit den gesetzl. Krankenkassen.
GOP: Gebührenordnungspositionen, „Abrechnungsziffern" im EBM
GOÄ: Gebührenordnung für Ärzte zur Abrechnung von ärztlichen Leistungen mit Privatpatienten

4 Abrechnung von Laborleistungen

4.1 Wo können Laborleistungen erbracht werden?

Eigenlabor. Wenn das Untersuchungsmaterial, das in der eigenen Praxis gewonnen wurde, auch dort untersucht wird (z. B. durch die MFA), werden die entsprechenden Gebührenordnungspositionen (GOP) des EBM oder die Gebührennummern der GOÄ eingetragen und mit der KV bzw. dem Privatpatienten abgerechnet. Das Honorar erhält die eigene Praxis. Für die GOÄ dürfen die Gebührenziffern des Kapitels M (Laboratoriumsuntersuchungen), Abschnitt I „Vorhalteleistungen in der eigenen niedergelassenen Praxis", abgerechnet werden. Die Laboruntersuchung muss innerhalb von vier Stunden nach der Probenentnahme erfolgen.
Ist eine Praxis nicht in der Lage, das vom Patienten gewonnene Blut selbst zu untersuchen, so gibt es die folgenden Möglichkeiten.

Laborgemeinschaft. Die Praxis ist Mitglied einer Laborgemeinschaft, also einem Zusammenschluss vieler Ärzte zum Zwecke der Durchführung von Laboruntersuchungen. Dorthin werden das Untersuchungsmaterial sowie ein Laboranforderungsschein (Bild 17.1), auf dem die gewünschten Untersuchungen markiert sind, geschickt. Die Befunde werden an die einsendende Praxis übermittelt.

Laboruntersuchungen, die nicht auf dem Anforderungsschein (Muster 10A, Bild 17.1) stehen, werden mittels eines Laborüberweisungsscheines (Muster 10, Bild 17.2) angefordert. Für die SARS-CoV-2 Testung gibt es ein spezielles Formular (Muster 10C, Bild 17.3).

Krankenkasse bzw. Kostenträger
Freigabe 06.05.2020
Name, Vorname des Versicherten
geb. am
Verbindliches Muster
Kostenträgerkennung | Versicherten-Nr. | Status
Betriebsstätten-Nr. | Arzt-Nr. | Datum
Zusätzliche Angaben zu Untersuchungen

Anforderungsschein für Laboratoriumsuntersuchungen bei Laborgemeinschaften **10A**

Kurativ | Präventiv | bei belegärztl. Behandlung | Unfall, Unfallfolgen

Knappschaftskennziffer | Geschlecht | SSW

Hier bitte sorgfältig Barcode-Etikett einkleben!

Abnahmedatum T T M M J J | Abnahmezeit h h m m

	Serum / Plasma / Vollblut			Urin
Befund eilt 1				
EDTA-Blut	alkalische Phosphatase 13	Gamma GT 27	LDL-Cholesterin 42	Status 55
großes Blutbild 2		Glukose 28	Lipase 43	Mikroalbumin 56
kleines Blutbild 3	Amylase 14	GOT / ASAT 29	Natrium 44	Glukose 58
HbA1c 4	ASL 15	GPT / ALAT 30	OP-Vorbereitung (32125) 45	Sediment 60
Retikulozyten 5	Bilirubin direkt 16	Harnsäure 31		**Citrat-Blut**
Blutsenkung 6	Bilirubin gesamt 17	Harnstoff 32	Phosphat, anorg. 46	Quick 8
Gesundheitsuntersuchungen	Calcium 18	HDL-Cholesterin 34	Transferrin 47	Quick unter Marcumar-Therapie 9
	Cholesterin 19	IgA 35	Triglyceride 48	
Harnstreifentest (32880) 62	Cholinesterase 20	IgG 36	TSH 49	
	CK 21	IgM 37		Thrombinzeit 10
Nüchternplasmaglukose (32881) 63	CRP 23	Kalium 38	**Glukose-Profil**	PTT 11
	Eisen 24	Kreatinin 39	Glukose 1 51	
Lipidprofil (32882) 64	Eiweiß Elektrophorese 25	Kreatinin Clearance 40	Glukose 2 52	Sonstiges 61
			Glukose 3 53	
	Eiweiß gesamt 26	LDH 41	Glukose 4 54	

Muster 10A (10.2020)

Bild 17.1 Muster 10A: Anforderungsschein für Laboratoriumsuntersuchungen bei Laborgemeinschaften.

aktuelle Formulare abrufbar unter www.kbv.de (▸ Service ▸ Service für die Praxis ▸ Formulare ▸ Vordruckmustersammlung)

Krankenkasse bzw. Kostenträger
Freigabe 12.05.2020
Name, Vorname des Versicherten
geb. am
Kostenträgerkennung | Versicherten-Nr. | Status
Betriebsstätten-Nr. | Arzt-Nr. | Datum
Eintrag nur bei Weiterüberweisung!
Betriebsstätten-Nr. des Erstveranlassers | Arzt-Nr. des Erstveranlassers
Befund eilt, Übermittlung an | Telefon | Fax | Nr.
Diagnose/Verdachtsdiagnose
Befund/Medikation
Auftrag

Überweisungsschein für Laboratoriumsuntersuchungen als Auftragsleistung **10**

Kurativ | Präventiv | bei belegärztl. Behandlung | Unfall, Unfallfolgen

Auftragsnummer des Labors
Hier bitte sorgfältig Barcode-Etikett einkleben!

Knappschaftskennziffer | Quartal Q J J | Geschlecht

Kontrolluntersuchung bekannte Infektion

Behandlung gemäß § 116b SGB V | eingeschränkter Leistungsanspruch gemäß § 16 Abs. 3a SGB V

Abnahmedatum T T M M J J | Abnahmezeit h h m m | SSW

Empfängnisregelung, Sterilisation, Schwangerschaftsabbruch

Verbindliches Muster
Vertragsarztstempel / Unterschrift überw. Arzt

Nicht zu verwenden bei Arbeitsunfällen, Berufskrankheiten und Schülerunfällen

Muster 10 (10.2020)

Bild 17.2 Muster 10: Überweisungsschein / Abrechnungsschein für Laboratoriumsuntersuchungen als Auftragsleistung.

Krankenkasse bzw. Kostenträger
Freigabe 11.11.2020
Name, Vorname des Versicherten
geb. am
Kostenträgerkennung | Versicherten-Nr. | Status
Betriebsstätten-Nr. | Arzt-Nr. | Datum
Eintrag nur bei Weiterüberweisung!
Betriebsstätten-Nr. des Erstveranlassers | Arzt-Nr. des Erstveranlassers

Auftrag für SARS-CoV-2 Testung **10C**

>>>>>> Muster nicht kopieren! <<<<<<

Auftragsnummer des Labors
Hier bitte sorgfältig Barcode-Etikett einkleben!

Quartal Q J J | Geschlecht

Abnahmedatum T T M M J J | Abnahmezeit h h m m

Ersttestung | weitere Testung

Diagnostische Abklärung

Besondere Risikomerkmale einer Weiterverbreitung *(sofern zutreffend, bitte ankreuzen)*

Betreut/untergebracht in: | Medizinischen Einrichtungen *ambulant/stationär (auch Rettungsdienste, andere humanmed. Heilberufe)* | Pflege- und anderen Wohneinrichtungen *(z.B. Pflegeheime und -dienste, Justizvollzugsanstalten, andere Massenunterkünfte)*

Tätigkeit in Einrichtung: | Gemeinschaftseinrichtungen *(z.B. Kitas, Schulen)* | Sonstigen Einrichtungen *(z.B. nicht medizinische Reha- und Vorsorgeeinrichtungen, ambulante Dienste der Eingliederungshilfe)*

Das Einverständnis des Versicherten zum Übermitteln des Testergebnisses für Zwecke der Corona-Warn-App auf den vom RKI betriebenen Server wurde erteilt. Dem Versicherten wurden Hinweise zum Datenschutz ausgehändigt.

Daten für das Gesundheitsamt - Übermittlung gemäß Infektionsschutzgesetz
Telefonnummer des Versicherten

Verbindliches Muster
Vertragsarztstempel / Unterschrift überw. Arzt

3D6D08-3567F3F2-4DCF-43A3-8737-4CD1F87D6FDA

Muster 10C (1.2021)

Bild 17.3 Muster 10C: Antrag auf SARS-CoV-2-Testung

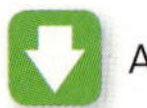
AB 06

Die Laborgemeinschaft rechnet direkt mit der KV bzw. dem Privatpatienten ab und erhält das Honorar für die erbrachten Laborleistungen.

Die Laborgemeinschaft darf die Gebührenziffer des Kapitels M (Laboratoriumsuntersuchungen), Abschnitt II „Basislabor“ der GOÄ abrechnen.

Beispiel: Die Glucosebestimmung in der Laborgemeinschaft wird mit der GOÄ-Gebührennummer 3560, die Glucosebestimmung in der eigenen ärztlichen Praxis wird mit der GOÄ-Gebührennummer 3514 aus dem Abschnitt I „Vorhalteleistungen in der eigenen ärztlichen Praxis“ abgerechnet.

Bei den Abschnitten M III und M IV handelt es sich teilweise um sehr spezifische und / oder aufwendige Laboruntersuchungen, die in der Regel nur von Fachärzten für Laboratoriumsmedizin durchgeführt werden.

- M III: Untersuchungen von körpereigenen oder körperfremden Substanzen und körpereigenen Zellen.
- M IV: Untersuchungen zum Nachwies und zur Charakterisierung von Krankheitserregern.

Facharzt für Laboratoriumsmedizin. Das Untersuchungsmaterial wird zusammen mit einem Laborüberweisungsschein Muster 10 (Bild 17.2) an eine Facharztpraxis für Laboratoriumsmedizin geschickt. Hier wird das Blut untersucht, die entsprechenden GOP bzw. Gebührennummern werden abgerechnet, das Honorar erhält die Facharztpraxis für Laboratoriumsmedizin.

Häufig ist der Facharzt für Laboratoriumsmedizin gleichzeitig Leiter einer Laborgemeinschaft, sodass unter einem Dach beides zu finden ist: die Laborgemeinschaft sowie die Facharztpraxis.

kurativ: heilend (im Gegensatz zu präventiv = vorsorglich, früherkennend)

4.2 Abrechnung von kurativen Laborleistungen nach den Regeln des EBM

Bei der Abrechnung von Laborleistungen nach den Regeln des EBM sind folgende Hinweise zu beachten:

- Laborleistungen aus Kapitel 32 des EBM dürfen von allen niedergelassenen Ärzten abgerechnet werden.
- Werden bei Kassenpatienten mit bestimmten chronischen Erkrankungen (z. B. Diabetes mellitus, AIDS) oder z. B. im Rahmen der Mutterschaftsvorsorge Laborleistungen abgerechnet, werden diese nicht auf das Laborbudget des Vertragsarztes angerechnet, wenn zusätzlich sogenannte „Budgetausschlussziffern“ angegeben werden.
- Die Abrechnung von Laborleistungen nach dem EBM im Zusammenhang mit vertragsärztlichen Präventionsmaßnahmen ist im Kapitel F näher erläutert.

Präventionsmaßnahmen ▶ S. 90

4.3 Abrechnung von kurativen Laborleistungen nach den Regeln der GOÄ

Bei der Abrechnung von Laborleistungen nach der GOÄ sind folgende Hinweise zu beachten:

- Der Steigerungssatz für Laborleistungen nach Kapitel M (Laboratoriumsuntersuchungen) der GOÄ beträgt als Regelsatz (Schwellenwert) das 1,15-Fache. Der Höchstsatz liegt beim 1,3-Fachen.
- Die Abrechnung von Laborleistungen nach der GOÄ im Zusammenhang mit ärztlichen Präventionsmaßnahmen ist im Kapitel F näher erläutert.

B Praxishygiene und Schutz vor Infektionskrankheiten organisieren (LF 3)

1 Einführung

Im Labor einer Arztpraxis ist die Gesundheit der Mitarbeiter und Mitarbeiterinnen besonders gefährdet.

Zum einen kann es zu Infektionen kommen, weil hier potenziell infektiöse Körpermaterialien gewonnen und Untersuchungen mithilfe verschiedener Körpermaterialien vorbereitet bzw. durchgeführt werden, z. B. durch Blutentnahmen, Urin- und Stuhluntersuchungen.

Die Gefahr einer Ansteckung mit Krankheitserregern, unter anderem mit Hepatitis-B- oder Hepatitis-C-Viren sowie dem HI-Virus, ist ständig vorhanden. Deshalb sind Maßnahmen zur Verringerung bzw. Vermeidung der Infektionsgefahr besonders wichtig.

Zum anderen kann es zu Verletzungen kommen, weil Reagenzien und Chemikalien bei Laboruntersuchungen und Desinfektions- bzw. Reinigungsarbeiten benutzt werden. So können z. B. säurehaltige Reagenzien durch Spritzer zu Verätzungen der Haut oder der Hornhaut des Auges führen.

Deshalb muss man beim Umgang mit diesen Chemikalien einen Schutzkittel, säurefeste Handschuhe, Schutzbrille und evtl. einen Mundschutz tragen. Diese Schutzkleidung muss auch beim Umgang mit Desinfektionsmitteln getragen werden (Bild 19.1).

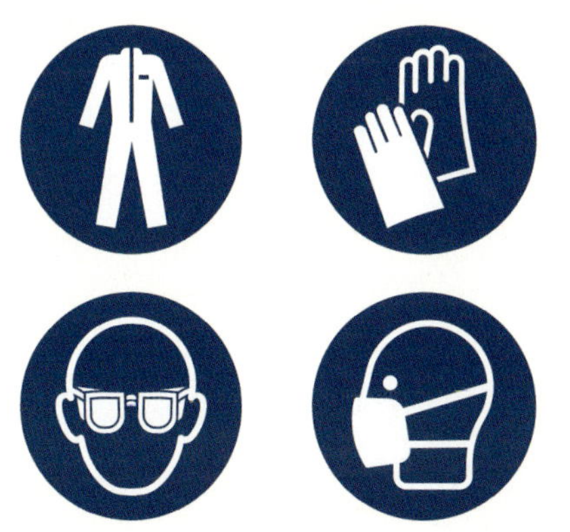

Bild 19.1 Gebotszeichen für Schutzkleidung.

Zur Verringerung oder Vermeidung von Gesundheitsgefahren hat die BGW Vorschriften herausgegeben. Die in diesen Vorschriften beschriebenen Maßnahmen schützen vor:

- Arbeitsunfällen, z. B. Kanülenstichverletzungen,
- Berufskrankheiten, z. B. Hepatitis B sowie
- arbeitsbedingten Gesundheitsgefahren, z. B. Verätzungen durch Säuren oder Laugen.

Die folgenden Ausführungen bzw. Regeln sind in der TRBA 250 zusammengestellt. Diese Broschüre wird allgemein BG-Regel genannt. Sie wird laufend ergänzt und weiterentwickelt. Man kann sie bei der jeweiligen BGW-Bezirksstelle der einzelnen Bundesländer bestellen (Bild 19.2) oder im Medien-Center auf www.bgw-online.de herunterladen.

Die Vorschriften der BGR 250/TRBA 250 basieren z. B. auf

- gesetzlichen Vorgaben wie dem Abfallentsorgungsgesetz sowie auf
- Vorschriften verschiedener Verordnungen wie der Gefahrstoffverordnung und
- Empfehlungen des Robert Koch-Instituts oder ähnlicher Institute.

Generell gilt, dass in Arbeitsbereichen mit erhöhter Infektionsgefährdung – also auch im Labor – nur Personen mit einer entsprechenden abgeschlossenen Ausbildung oder einer fachlichen Eignung tätig sein dürfen.

Auszubildende dürfen hier zu Ausbildungszwecken beschäftigt werden, wenn sie fachlich unterwiesen werden, z. B. von einer ausgebildeten Kollegin oder einem ausgebildeten Kollegen.

BGW: Berufsgenossenschaft für Gesundheitsdienst und Wohlfahrtspflege

Blutentnahme ► S. 48 ff.

Urinuntersuchungen ► S. 65 ff.
Stuhluntersuchung ► S. 97 ff.

TRBA: Technische Regeln für Biologische Arbeitsstoffe

Desinfektions- bzw. Reinigungsarbeiten ► S. 23 ff.

Schutzkleidung ► S. 23

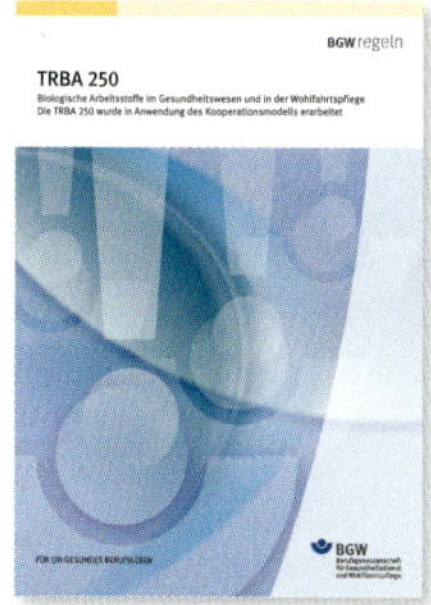

Bild 19.2
Broschüre TRBA 250.

2 Schutzstufen in der Arztpraxis

Tätigkeiten im medizinischen Bereich werden in der TRBA 250 in verschiedene Schutzstufen eingeteilt (Tabelle 20.1).

Tätigkeiten der Schutzstufen 3 und 4 werden fast nur in einer Laborgemeinschaft bzw. einem Facharztlabor ausgeübt.

Schutzstufe	Beschreibung	Beispiele in der Arztpraxis
1	Tätigkeiten, bei denen kein oder nur sehr selten Kontakt mit Körperflüssigkeiten, -ausscheidungen oder -gewebe stattfindet.	• Ultraschalluntersuchungen • Schreiben von EKG und EEG • Durchführen einer Kernspintomographie • Abhorchen • Pulsmessung • Blutdruckmessung
2	Tätigkeiten, bei denen regelmäßig und in größerem Umfang Kontakt mit Körperflüssigkeiten, -ausscheidungen oder -gewebe stattfindet.	• Blutentnahmen • Wundversorgung an offenen Wunden • Assistenz bei Operationen • Desinfektion benutzter Instrumente, von Flächen und kontaminierten Gegenständen • Arbeiten im Labor
3	Tätigkeiten, bei denen es z. B. zu Kontakt mit Krankheitserregern kommen kann, die zu schweren Erkrankungen führen und bei denen die Gefahr besteht, dass sie sich in der Bevölkerung verbreiten können. Normalerweise ist eine wirksame Vorbeugung oder Behandlung möglich.	Tätigkeiten, bei denen eine hohe Spritzgefahr besteht, können im Einzelfall in diese Gruppe eingeordnet werden. Dies könnte bei Hepatitis-B/C-Patienten oder HIV-positiven Patienten der Fall sein.
4	Tätigkeiten, bei denen es z. B. zu Kontakt mit Krankheitserregern kommen kann, die zu schweren Erkrankungen führen und bei denen die Gefahr besteht, dass sie sich in der Bevölkerung verbreiten können. Eine wirksame Vorbeugung oder Behandlung ist nicht möglich.	Tätigkeiten im Zusammenhang mit Infektionskrankheiten, bei denen keine Vorbeugung bzw. Behandlung möglich ist.

Tabelle 20.1 Schutzstufen laut den Technischen Regeln für biologische Arbeitsstoffe (TRBA)

3 Organisatorische Voraussetzungen

Die BGW schreibt bestimmte organisatorische Maßnahmen vor, die dazu beitragen, dass Gesundheitsgefährdungen auf ein möglichst geringes Maß beschränkt werden. Im Arbeitsbereich Labor sind dies zum Beispiel:

- Es muss ein leicht erreichbarer Handwaschplatz mit fließend warmem und kaltem Wasser, Direktspender für Händedesinfektionsmittel, Handwaschlotion, Hautschutz- bzw. -pflegemittel und Einmalhandtüchern vorhanden sein. Der Wasserhahn sowie die Spender müssen ohne Handkontakt, also z. B. mit dem Ellenbogen oder per Fußhebel, bedient werden können (Bild 21.1).
- Die Oberflächen im Labor müssen leicht zu desinfizieren und zu reinigen sein. Sie dürfen nicht von Desinfektions- oder Reinigungsmitteln angegriffen werden.
- Abfallbehälter müssen dort aufgestellt werden, wo der Abfall entsteht. Sie müssen eindeutig gekennzeichnet sein. Dies kann z. B. durch eine besondere Form, Farbe oder Beschriftung geschehen.
  Praktisch sind Abfallbehälter, deren Deckel mit einem Fußhebel zu öffnen sind. Dies verhindert die Kontamination der Hände mit Keimen (Bild 21.2).
- Spitze und scharfe Gegenstände wie Kanülen und Lanzetten müssen in stich- und bruchfesten Behältern wie z. B. Kanülenboxen entsorgt werden, deren Größe der anfallenden Abfallmenge entspricht. Die Behälter müssen mit einem Deckel verschlossen sein, der – nachdem er aufgesetzt wurde – nicht wieder abzulösen ist.
  Diese Behälter werden in vielen verschiedenen Größen angeboten. So gibt es z. B. kleine Behälter, die man innerhalb der Praxis in verschiedene Räume transportieren kann (z. B. dorthin, wo man einem Patienten Blut abnehmen möchte) oder die der Arzt auf seine Besuchstour mitnehmen kann (Bild 21.3).
- Der Umgang mit spitzen und scharfen Materialien ist auf ein Minimum zu beschränken. Diese Materialien, z. B. Kanülen, müssen nach Gebrauch umgehend in die stich- und bruchfesten Behälter entsorgt werden.
- Desinfektionsmittelbäder müssen mit einem Deckel abdeckbar sein, wenn die Gefahr einer Aerosolbildung und somit einer Geruchsbelästigung besteht (Bild 21.4).
- Schutzkleidung, die man während der Arbeit im Labor trägt, muss getrennt von anderer Kleidung aufbewahrt und gewaschen werden.
- Arztpraxen müssen einen Desinfektionsplan erstellen, der entweder für die gesamte Praxis oder für einzelne Bereiche wie z. B. das Praxislabor gilt. Dieser Plan muss sichtbar aufgehängt werden. Tabelle 22.1 (folgende Seite) zeigt beispielhaft einen Desinfektionsplan, der im Praxislabor hängen könnte.

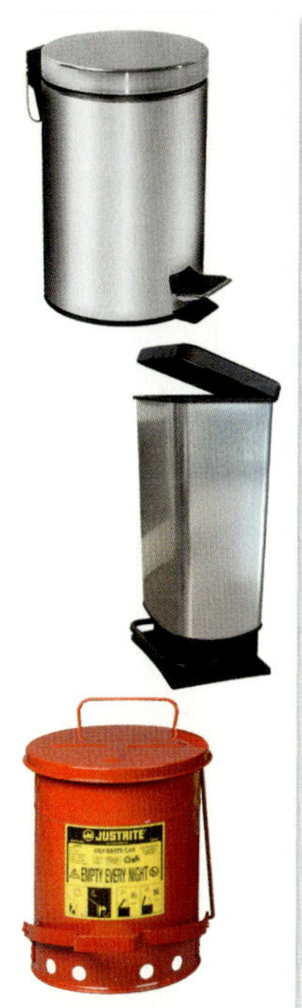

Bild 21.2 Abfallbehälter.

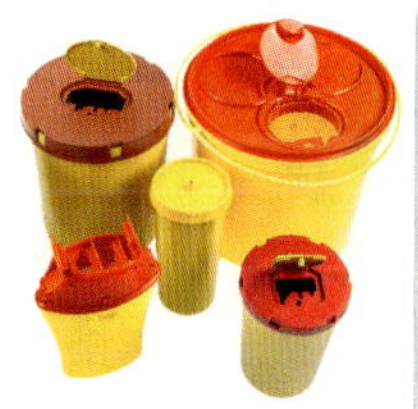

Bild 21.3 Kanülenboxen.

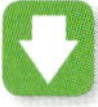
AB 07

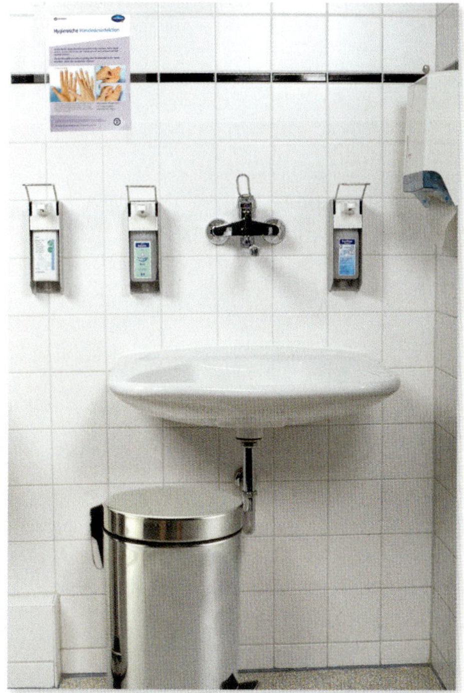

Bild 21.1 Handwaschplatz.

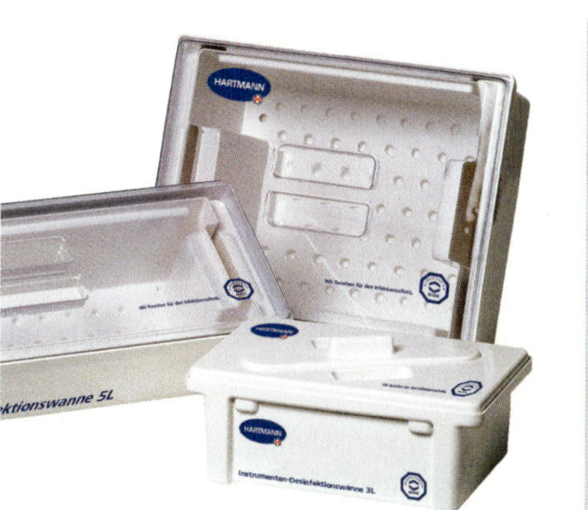

Bild 21.4 Desinfektionsbad mit Siebeinsatz und Deckel.

Was muss desinfiziert/gereinigt werden?	**Wie** muss dies durchgeführt werden?	**Womit** (Angabe des zu benutzenden Mittels)	**Wann** (Zeitpunkt)	**Wer** ist verantwortlich bzw. muss durchführen?
Händedesinfektion (hygienisch)	Hände mit 2–3 ml Desinfektionsmittel nach EN 1500 30 Sekunden lang desinfizieren	Mittel XX	Vor Arbeitsbeginn, nach Arbeitsunterbrechungen, nach Kontakt mit potenziell infektiösem Material, nach Blutentnahmen	MFA Arzt
Hände reinigen	mit hautschonender Seife bzw. Seifenersatz die Hände gründlich waschen	Mittel YY	Bei sichtbarer Verschmutzung; vor Arbeitsbeginn, zum Arbeitsende	MFA Arzt
Hände pflegen	Pflegemittel in die Hände einarbeiten	Mittel ZZ	nach Beendigung der Arbeit	MFA Arzt
Hautdesinfektion	Einstichstelle mit Tupfer, der mit Desinfektionsmittel getränkt ist, desinfizieren; muss 30 Sekunden einwirken lassen	Mittel XT	vor Blutentnahmen (venös, kapillär)	MFA Arzt
Instrumentendesinfektion	benutzte Instrumente in kombinierte Desinfektions- und Reinigungslösung komplett einlegen	Mittel YT Konzentration: xx %	nach Benutzung	MFA
Instrumentenaufbereitung	nach Einwirkzeit reinigen, abspülen, auf Funktionstüchtigkeit überprüfen, sterilisieren			
Flächendesinfektion	Arbeitsflächen mäanderförmig wischen	Mittel ZT Konzentration: xx %	nach Arbeitsende, bei Kontamination sofort	MFA
Abfall	spitze, scharfe Gegenstände	stich- und bruchsicherer Behälter	sofort nach Gebrauch direkt in den Abfallbehälter entsorgen	MFA
	Glasabfall/-bruch	s. o.	s. o.	MFA
	Handschuhe, Tupfer usw.	Laborabfalleimer	s. o.	MFA
Schutzkleidung	Schutzkittel, Schutzhandschuhe, Schutzbrille/-schirm, Kopfbedeckung, Atemschutz	–	bei Arbeiten mit potenziell infektiösem Material	MFA Arzt

Tabelle 22.1 Beispiel für einen Desinfektionsplan im Praxislabor.

4 Schutzkleidung

Als Schutzkleidung wird die Kleidung bezeichnet, die beim Arbeiten in speziellen Bereichen der Arztpraxis getragen werden muss, um z. B. eine Kontamination mit Chemikalien oder eine Übertragung von Keimen zu vermeiden. Schutzkleidung kann über der Arbeitskleidung getragen werden.

Zur Schutzkleidung im Labor gehören flüssigkeitsdichte Kittel bzw. Kittelschürzen, Einmalhandschuhe, Kopfbedeckung, Schutzbrille oder Schutzschirm sowie Atemschutz.

Der Arbeitgeber hat Schutzkleidung zu stellen, er muss auch für deren Reinigung sorgen, sofern es sich nicht um Einmalmaterial handelt.

Schutzkittel dürfen nicht von den Mitarbeitern mit nach Hause genommen und dort gewaschen werden, weil hierdurch eine Keimübertragung stattfinden könnte.

Schutzkleidung muss täglich gewechselt werden, bei Kontamination sofort. Sie muss nach Beendigung der Tätigkeit abgelegt werden. Sie muss getrennt von der Arbeitskleidung bzw. der Straßenkleidung aufbewahrt und gewaschen werden.

Wenn bei Laborarbeiten keine zusätzliche Schutzkleidung über der Arbeitskleidung getragen wird, muss die normale Arbeitskleidung wie Schutzkleidung behandelt werden.

Kontamination:
Verunreinigung von Gegenständen oder Flächen, z. B. durch Bakterien, andere Mikroorganismen aus der Umgebung oder Chemikalien.

5 Desinfektionsarbeiten

Desinfektionsarbeiten sind von der BGW vorgeschrieben. Sie gehören in der Arztpraxis zu den täglichen Routinearbeiten. Sie müssen immer besonders sorgfältig durchgeführt werden, weil sowohl das Personal als auch die Patienten nur dann vor Infektionen geschützt sind.

Die folgenden Ausführungen beziehen sich speziell auf die Desinfektionsarbeiten, die man im Zusammenhang mit Tätigkeiten im Arbeitsbereich Labor durchführen muss.

5.1 Hygienische Händedesinfektion

AB 08

Die hygienische Händedesinfektion verhindert die Übertragung von Keimen wirksam und auf einfache Art, sofern sie korrekt und zum richtigen Zeitpunkt durchgeführt wird.

Die hygienische Händedesinfektion muss generell vor Arbeitsbeginn und nach Arbeitsende durchgeführt werden. Außerdem muss sie bei bestimmten Arbeiten im Labor durchgeführt werden, z. B. bei der

- Durchführung von kapillären und venösen Blutentnahmen,
- Vorbereitung und Durchführung von Laboruntersuchungen,
- Entsorgung benutzter Materialien,
- Vorbereitung und Durchführung von Desinfektions- und Sterilisationsarbeiten.

kapilläre Blutentnahme ▶ S. 48
venöse Blutentnahme ▶ S. 49

Sie wird unmittelbar vor dem Anziehen der Einmalhandschuhe durchgeführt. Nach dem Ende der jeweiligen Tätigkeit werden die Handschuhe ausgezogen und die Hände umgehend desinfiziert. Im Anschluss daran werden die Hände bei Bedarf gereinigt und gepflegt. Dazu gibt es auf dem Markt schnell in die Haut einziehende Mittel, die nicht fetten und die Desinfektionswirkung nicht beeinträchtigen.

Als hygienische Händedesinfektion wird die eigenverantwortliche Einreibemethode (Bild 24.1) empfohlen, u. a. auch von der „Aktion Saubere Hände“. Laut einer Studie erzielt das eigenverantwortliche Einreiben des Händedesinfektionsmittels weit bessere Benetzungsergebnisse als das bisher oft empfohlene Verfahren in sechs Schritten. Wichtig ist eine regelmäßige Schulung.

Die Reihenfolge der Schritte der hygienischen Händedesinfektion ist nicht zwingend vorgeschrieben. Wichtig ist, dass sich keine Benetzungslücken ergeben (Bild 24.2). Deswegen sind bei der Durchführung die folgenden vier Punkte zu beachten:

- genügend Desinfektionsmittel aus einem Spender in die hohle Hand geben,
- das Mittel 30 Sekunden lang auf den Händen verreiben,
- Fingerkuppen, Daumenbereiche und Fingerzwischenräume nicht vergessen.

Hautpflege. Zur Hautpflege sollen die Hände mehrmals täglich eingecremt werden, vor allem wenn sie trocken, spröde und rissig sind.

Ausreichend Hände-Desinfektionsmittel in die trockene hohle Hand geben, so dass alle Areale der Hände satt mit dem Präparat benetzt werden können.

Hände-Desinfektionsmittel sorgfältig über 30 Sekunden in die Hände einreiben, dabei alle Hautpartien erfassen.

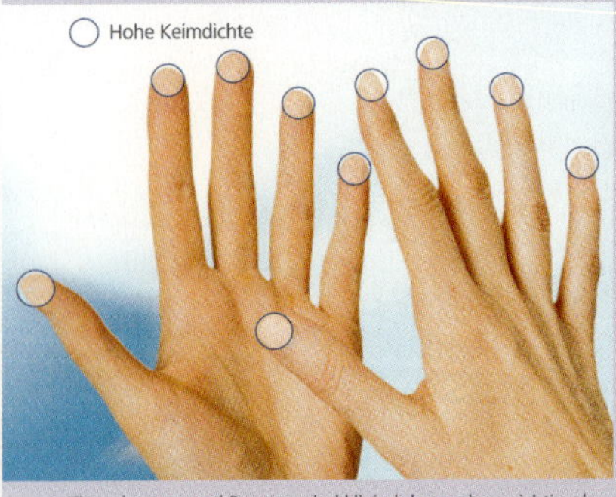

Fingerkuppen und Daumen sind klinisch besonders wichtig, da sie am häufigsten in direkten Kontakt mit Patienten und potenziell verkeimten Oberflächen kommen. An den Fingerkuppen findet sich zudem die höchste Keimdichte im Vergleich mit anderen Handpartien.

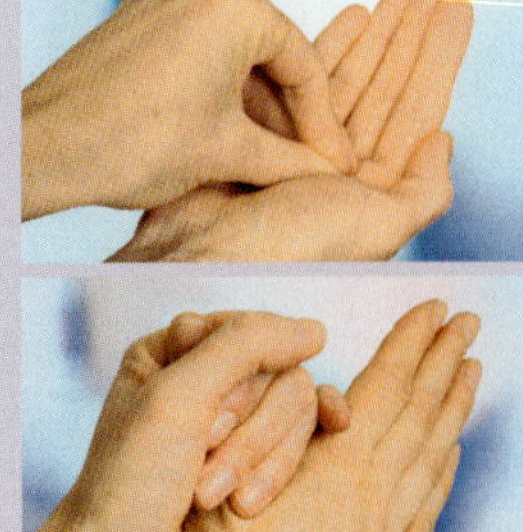

Besonderes Augenmerk auf Fingerkuppen und Daumen legen.

Bild 24.1 Eigenverantwortliche Einreibemethode.

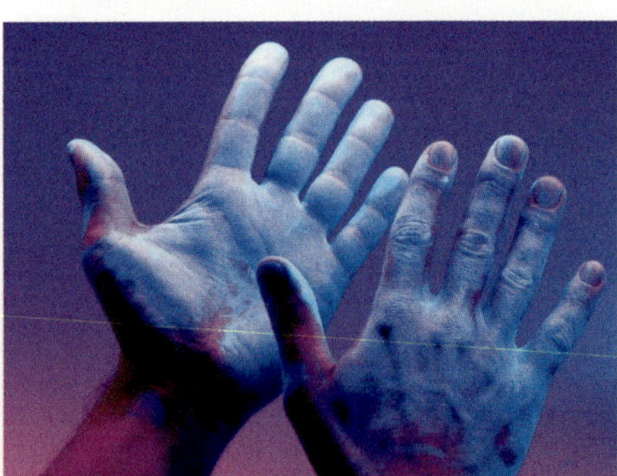

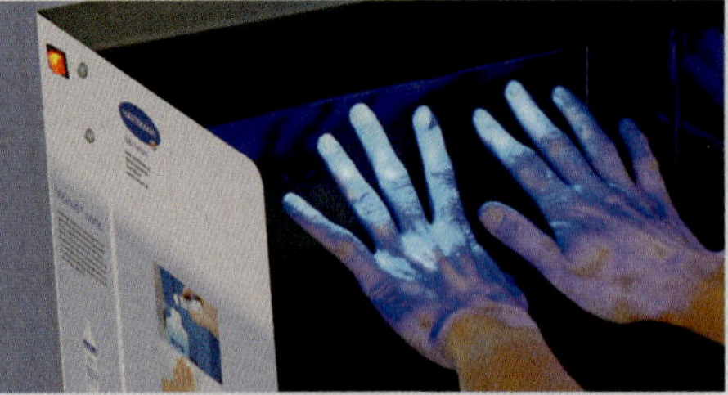

Bild 24.2 Benetzungslücken bei falscher Händedesinfektion.

5.2 Flächendesinfektion

Nach der Beendigung von Arbeiten im Labor müssen die Arbeitsflächen desinfiziert werden, bei Kontamination sofort.

Für die Flächendesinfektion gibt es verschiedene Konzentrate oder gebrauchsfertige Lösungen. Die meisten Desinfektionsmittel zur Flächendesinfektion riechen nicht allzu stark. Bei großen Flächen, die desinfiziert werden müssen, kommt es aber doch zu Geruchsbelästigungen, die beispielweise zu Atembeschwerden führen. Deshalb muss dann eine Atemschutzmaske getragen werden.

Die Desinfektion von Flächen wird normalerweise als Wischdesinfektion durchgeführt. Die Fläche, die desinfiziert werden muss, wird mäanderförmig gewischt (Bild 25.1).

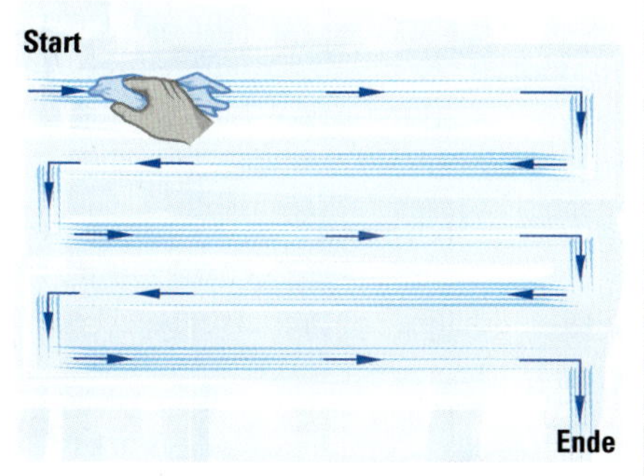

Bild 25.1 Mäanderförmiges Wischen einer Fläche.

Eine Sprühdesinfektion darf nur zum Desinfizieren unzugänglicher Stellen durchgeführt werden.

Vliestuchspender-Systeme bestehen aus Vliestüchern mit vorab angesetzter Desinfektionslösung in einer Trommel (Bild 25.2). Diese Tücher werden bei Bedarf entnommen und die Flächen mäanderförmig desinfiziert. Die Tücher werden im Handel in verschiedenen Größen und Stärken gebrauchsfertig angeboten. Man kann sie aber auch mit einer selbst angesetzten Desinfektionsmittellösung tränken.

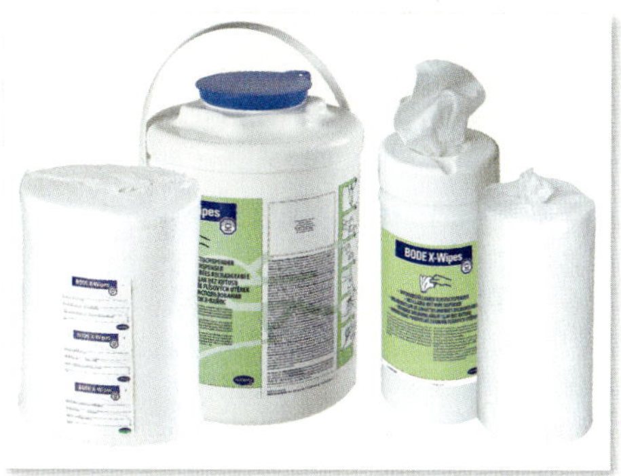

Bild 25.2 Vliestuchspender mit Desinfektionstüchern.

Die Vorteile der Spendersysteme sind unter anderem:

- Es wird wirtschaftlich gehandelt, weil kein Desinfektionsmittel verschwendet und insgesamt weniger verbraucht wird, denn die angesetzte Lösung wird von den Vliestüchern fast komplett aufgesogen.
- Die Desinfektionstücher sind gebrauchsfertig und können sofort eingesetzt werden.
- Die Desinfektionslösung muss nicht für jede Flächendesinfektion erneut angesetzt werden. Das spart Arbeitsvorbereitungszeit.

Mäander: ursprünglich eine Bezeichnung für die bogenförmigen Schlingen eines Flusslaufes, benannt nach einem Fluss in der heutigen Türkei.

Trocknen. Wichtig ist, dass die desinfizierte Fläche von allein ohne Nachbehandlung trocknen kann. Ein Nachwischen mit einem trockenen Tuch würde die Desinfektionswirkung aufheben. Außerdem benötigt das Desinfektionsmittel eine gewisse Zeit, um wirksam zu werden. Diese Zeit würde durch das Nachwischen unterbrochen und somit die Desinfektionswirkung vermindert.

Ansetzen eines Desinfektionsbades. Desinfektionsbäder müssen nach den Angaben des Herstellers angesetzt werden. Die Konzentration des Bades richtet sich danach, welche Keime vernichtet bzw. inaktiviert werden sollen. Viele Hersteller von Desinfektionsmitteln geben Tabellen heraus, mit deren Hilfe man ein Desinfektionsbad korrekt ansetzen kann (Tabelle 26.1, folgende Seite).

	Konzentration in Prozent (%), Angabe der Konzentratmenge in ml											
Gesamtmenge	0,5	1	1,5	2	2,5	3	3,5	4	4,5	5	5,5	6
1 Liter	5	10	15	20	25	30	35	40	45	50	55	60
2 Liter	10	20	30	40	50	60	70	80	90	100	110	120
3 Liter	15	30	45	60	75	90	105	120	135	150	165	180
4 Liter	20	40	60	80	100	120	140	160	180	200	220	240
5 Liter	25	50	75	100	125	150	175	200	225	250	275	300
6 Liter	30	60	90	120	150	180	210	240	270	300	330	360
7 Liter	35	70	105	140	175	210	245	280	315	350	385	420
8 Liter	40	80	120	160	200	240	280	320	360	400	440	480
9 Liter	45	90	135	180	225	270	315	360	405	450	495	540
10 Liter	50	100	150	200	250	300	350	400	450	500	550	600

Tabelle 26.1 Dosiertabelle für Desinfektionsmittel (Beispiel).

Beim Ansetzen der Desinfektionslösung muss man die Konzentratmenge von der Gesamtmenge abziehen, damit die Konzentration korrekt ist. Die verbleibende Menge ist die Menge an Wasser, die man mit dem Konzentrat vermischt.

Beispiel: 4 Liter eines 3%igen Desinfektionsbades sollen angesetzt werden. Von den 4 Litern müssen 120 ml für das Konzentrat abgezogen werden (Tabelle 26.1). Man benötigt also 3880 ml Wasser. Diese Menge wird dann mit den 120 ml Konzentrat vermischt.

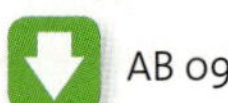
AB 09

Man kann die benötigten Mengen auch ohne Dosiertabelle mithilfe eines Dreisatzes berechnen:

$$\frac{\text{geforderte Gesamtmenge (in ml)}}{100\,\%} = \frac{x \text{ ml Konzentrat}}{\text{geforderte Konzentration}}$$

Da man die Konzentratmenge berechnen möchte, löst man diese Gleichung nach x auf:

$$\frac{\text{geforderte Gesamtmenge} \cdot \text{geforderte Konzentration}}{100\,\%} = x \text{ ml Konzentrat}$$

Beispiel für 3 % geforderte Konzentration:

$$\frac{4000 \text{ ml}}{100\,\%} = \frac{x \text{ ml Konzentrat}}{3\,\%} \qquad \frac{4000 \text{ ml} \cdot 3\,\%}{100\,\%} = 120 \text{ ml Konzentrat}$$

Die errechnete Konzentratmenge muss man nun von der geforderten Gesamtmenge subtrahieren, um die benötigte Wassermenge zu ermitteln.

Beim Ansetzen des Desinfektionsbades sowie bei der Durchführung der Wischdesinfektion müssen

- flüssigkeitsdichte Schutzkleidung (z. B. Schürzen über der Arbeitskleidung),
- Schutzbrille sowie
- Einmalhandschuhe aus Butyl oder Nitril oder haushaltsübliche Gummihandschuhe

getragen werden.

Latex- oder Silikonhandschuhe, wie sie z. B. bei der Durchführung von Blutentnahmen oder Injektionen benutzt werden, sind nicht desinfektionsmittelfest. Sie werden schnell durchlässig, spröde, klebrig und reißen ein. Deshalb sind sie für Desinfektionsarbeiten ungeeignet.

Benötigt man für Desinfektionsarbeiten länger als eine halbe Stunde, so schreibt die BGW vor, dass man unter den Schutzhandschuhen auskochbare Baumwollhandschuhe anziehen muss, die den entstehenden Schweiß aufsaugen. Diese Maßnahme verhindert das Aufquellen der Haut durch den Schweiß.

Sprühdesinfektion. Eine Desinfektion von Flächen mittels Sprühverfahren darf nur dann angewendet werden, wenn diese Flächen nicht mit der Wischdesinfektion erreichbar sind. Die Sprühdesinfektion hat eine unzuverlässige Wirkung und für den Durchführenden besteht durch die Aerosolbildung eine gesundheitliche Gefahr.
Der Raum, in dem eine Sprühdesinfektion durchgeführt wurde, darf erst wieder betreten werden, wenn die Oberflächen getrocknet sind.

Bei der Sprühdesinfektion muss man
- dicht über der Oberfläche sprühen,
- die Oberfläche satt und gleichmäßig einsprühen,
- während des Sprühvorganges und danach gut lüften,
- die Fläche an der Luft trocknen lassen. Nachwischen würde die Desinfektionswirkung beeinträchtigen.

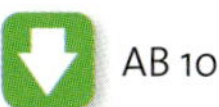
AB 10

Kleine Flächen können alternativ mit **Schaumdesinfektionsmitteln** desinfiziert werden. Diese Mittel sind alkoholfrei, beim Auftragen entsteht kein Sprühnebel. Deshalb ist die Geruchsbelästigung gering. Das Schaumdesinfektionsmittel wird flächig aufgetragen und dann mit einem Tuch verrieben. Dabei ist darauf zu achten, dass die Fläche nicht trocken gerieben wird.

5.3 Instrumentendesinfektion

Zur Desinfektion von Instrumenten benutzt man spezielle Desinfektionskonzentrate, die meist aufgrund der zugesetzten Tenside auch eine reinigende Wirkung haben. Deshalb kann die Reinigung der Instrumente nach der Desinfektion im Desinfektionsbad erfolgen.

Desinfektionsbäder für die Instrumentendesinfektion werden genauso angesetzt wie die Bäder für die Flächendesinfektion.

Reinigen von Zählkammern. Werden mehrfach verwendbare Materialien benutzt (z. B. Zählkammern mit den dazu gehörenden geschliffenen Deckgläschen), werden sie folgendermaßen aufbereitet:
- Da Zählkammern und Deckgläschen sehr empfindlich sind, werden sie getrennt von anderen Instrumenten und Geräten in ein extra angesetztes Desinfektionsbad eingelegt. Dabei muss man darauf achten, dass die Zählkammern blasenfrei und komplett mit der Lösung bedeckt sind.
- Nach der vorgeschriebenen Einwirkzeit werden Zählkammer und Deckgläschen mit Wasser abgespült.
- Erst dann werden sie mechanisch mit einem weichen Tuch nachgereinigt, damit Desinfektionsmittelspritzer nicht auf die Haut oder in die Atemwege gelangen.
- Falls eine Nachreinigung erfolgte, werden die Zählkammer und Deckgläschen erneut desinfiziert und abgespült.
- Danach werden sie staubfrei gelagert bzw. mit oder ohne Verpackung sterilisiert.

Tenside: waschaktive Substanzen

Zählkammern ► S. 35

Lösen Sie die geschliffenen Deckgläschen vor dem Desinfizieren von der Zählkammer und legen Sie diese in eine kleine Nierenschale mit Desinfektionslösung. In einer großen Desinfektionswanne ist es schwieriger, die Deckgläschen wiederzufinden.

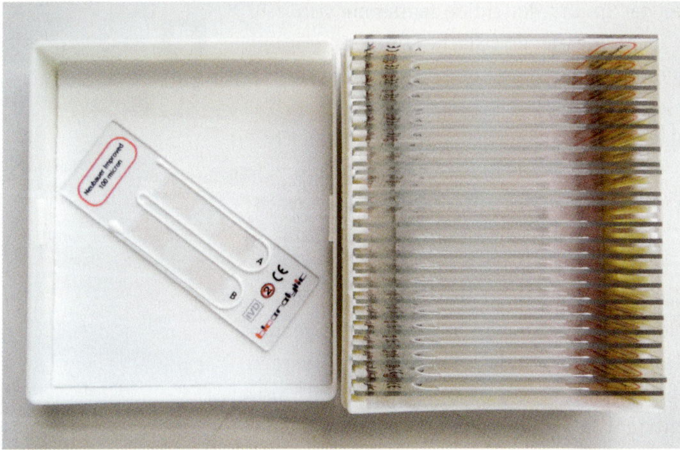

Bild 28.1 Einweg-Zählkammer.

Das mechanische Reinigen von Zählkammern mit einer Bürste sollte man unterlassen, weil die Borstenspitzen kleinste Kratzer auf der Glasoberfläche und dem Zählnetz hinterlassen können. Diese führen langfristig zu einer Verfälschung der Ergebnisse.

Einige Herstellerfirmen von Zählkammern raten zu einer Schnelldesinfektion mit 70%igem Isopropyl-Alkohol, mit dem Zählkammer und Deckgläschen gründlich mit Einmaltüchern abgewischt werden sollen. Hierbei muss man auf die Einwirkzeit achten, sie liegt je nach Präparat und Hersteller zwischen 30 Sekunden und 5 Minuten.

Einweg-Zählkammern (Bild 28.1) sind praktisch, weil kein Deckgläschen erforderlich ist und man sie nicht desinfizieren muss. Bei Einwegzählkammern ist das Deckgläschen bereits fest mit der Zählkammer verbunden.

6 Abfallentsorgung

Verschiedene Gesetze schreiben die korrekte Abfallentsorgung in der Arztpraxis vor. Sie ist aber nicht nur aus rechtlichen Gründen wichtig, sondern dient

- der Erhaltung der menschlichen Gesundheit,
- der öffentlichen Sicherheit und Ordnung,
- der Schonung der Umwelt, weil Abfälle zu wertvollen Rohstoffen und neuen Produkten recycelt werden,
- der Kosteneinsparung durch eine konsequente Trennung des Abfalls.

AB 11

Die Abfallentsorgung in Arztpraxen ist durch viele Vorgaben geregelt, z. B.:

- das Kreislaufwirtschafts- und Abfallgesetz (KrW / AbfG),
- das Infektionsschutzgesetz (IfSG),
- das Medizinproduktegesetz (MPG),
- die Verordnung über das Europäische Abfallverzeichnis (Abfallverzeichnis-Verordnung, AVV),
- die Gefahrstoffverordnung (GefStoffV),
- die Mitteilung der Bund-/ Länder-Arbeitsgemeinschaft Abfall (LAGA) für die ordnungsgemäße Entsorgung von Abfällen aus Einrichtungen des Gesundheitsdienstes.

Das Kreislaufwirtschafts- und Abfallgesetz schreibt vor, dass Abfall so weit wie möglich vermieden, vermindert oder wieder verwertet werden soll. Dies kann nur durch konsequente Trennung des Abfalls geschehen (Bild 28.2).

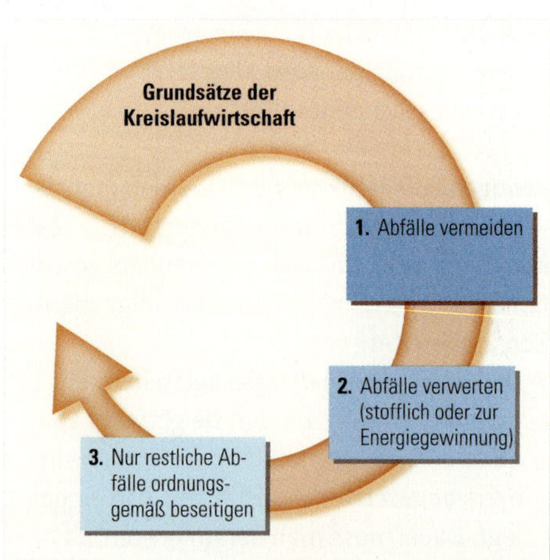

Bild 28.2 Umgang mit Abfällen.

Das für Arztpraxen Beschriebene gilt auch im medizinischen Labor. Vorschläge zur Abfallentsorgung im medizinischen Labor zeigt Bild 29.1.

Sammelbehälter für den anfallenden Abfall müssen feuchtigkeitsdicht, transport-, stich- und bruchfest und fest verschließbar sein. Sie müssen deutlich gekennzeichnet sein.

Sammelbehälter werden direkt dort aufgestellt, wo der Abfall entsteht. Im Labor sind dies z.B. Kanülenboxen sowie Abfalleimer mit Beuteln für den Restmüll. Falls größere Mengen von Papier und Pappe anfallen, ist ein Behälter für diesen wertvollen Rohstoff sinnvoll.

Beutel für den Restmüll, in denen sich z.B. Pflaster oder blutige Tupfer befinden, dürfen nicht umgefüllt werden, auch wenn sie nur halb gefüllt sind. Die Müllbeutel müssen verschlossen werden.

Der gesammelte Abfall muss für Patienten unzugänglich sein. Nach der Entsorgung von Abfall müssen die Hände desinfiziert werden.

Die Abfallarten werden durch die Abfallverzeichnis-Verordnung (AVV) mithilfe eines 6-stelligen Abfallschlüssels präzise eingeteilt.

Tabelle 30.1 (folgende Seite) zeigt eine Übersicht über möglichen Abfall im Praxislabor und dessen Entsorgung.

Nachfüllbare Mehrwegbehälter unter Beachtung der hygienischen Bedingungen benutzen.
Vorschläge zur Abfallverminderung
Desinfizierbare bzw. sterilisierbare Nierenschalen, Tabletts o. Ä. als Mehrwegartikel kaufen.
Vorschläge zur Abfallvermeidung
Abfall-entsorgung
Vorschläge zur Wiederverwertung von Abfällen
Verpackungen in das Altpapier bzw. in den Verpackungsabfall geben.
Desinfektionsbäder korrekt dosieren, dies spart Geld und schützt die Umwelt.
Trockene Zellstoffunterlagen in das Altpapier geben.

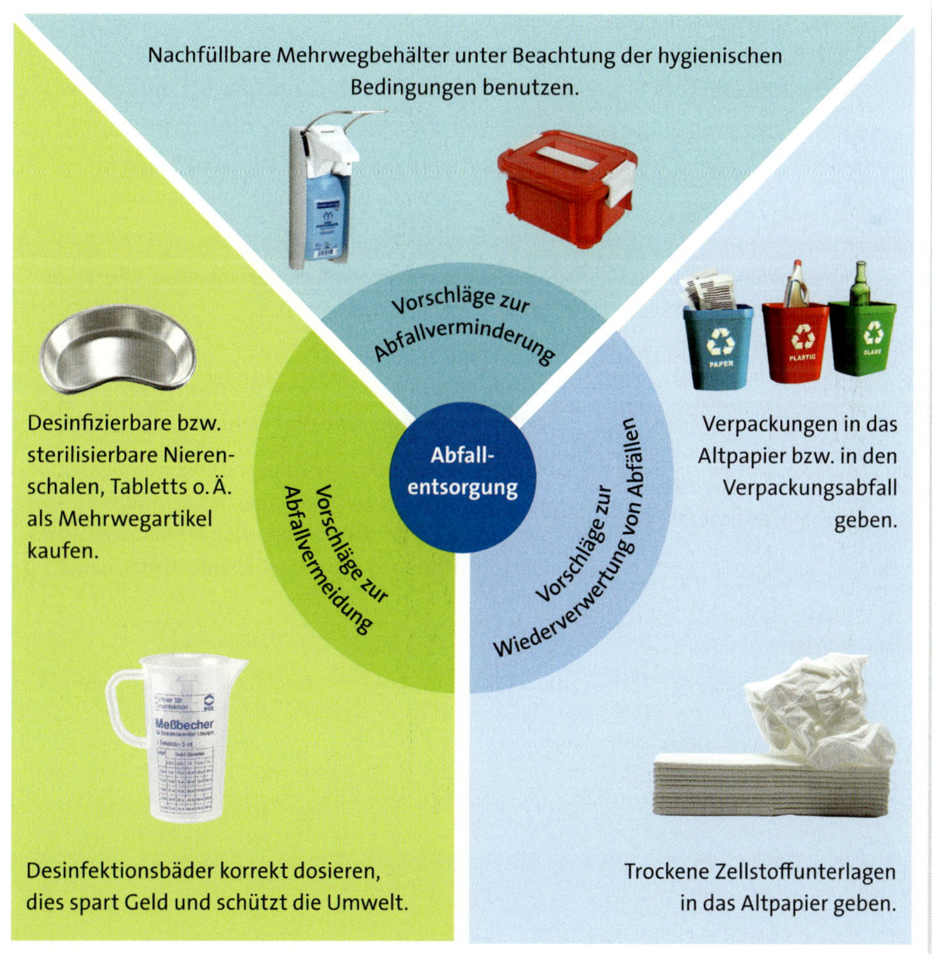

Bild 29.1 Abfallentsorgung im Labor.

Art des Abfalls (Abfallschlüssel lt. AVV)	Beispiele	korrekte Entsorgung
spitze oder scharfe Gegenstände (18 01 01)	Kanülen Lanzetten zerbrochenes Glas	• Sammlung in stich- und bruchfesten, fest verschlossenen Einwegbehältern (Kanülenbox). • Kein Umfüllen oder Sortieren. • Am Ende des Arbeitstages kommen diese Behälter in den normalen Restmüll.
Abfälle, an deren Sammlung und Entsorgung aus infektionspräventiver Sicht keine besondere Anforderungen gestellt werden (18 01 04)	Wundverbände, die z. B. mit Blut oder Sekret behaftet sind Einwegwäsche	• Sammlung am Ort des Entstehens in undurchsichtigen, reißfesten, feuchtigkeitsbeständigen und dichten Beuteln. • Kein Umfüllen oder Sortieren. • Am Ende des Arbeitstages müssen diese Beutel fest verschlossen werden, z. B. mit einem Klebeband. Sie werden im normalen Restmüllbehälter entsorgt, dabei sind Einmalhandschuhe zu tragen.
Abfälle, an deren Sammlung und Entsorgung aus infektionspräventiver Sicht besondere Anforderungen gestellt werden (18 01 03)	Abfälle, die z. B. bei der Diagnose und Therapie bei Infektionskrankheiten wie AIDS, Virushepatitis, Tuberkulose, Diphtherie anfallen: • blutgefüllte Gefäße • mikrobiologische Kulturen	• Sammlung am Ort des Entstehens in reißfesten, feuchtigkeitsbeständigen und dichten Beuteln. • Kein Umfüllen. • Mikrobiologische Kulturen werden desinfiziert bzw. sterilisiert und dann in den Restmüll gegeben.
	Urin Stuhl	• Urin und Stuhl können dem Abwasser zugeführt werden. Bei Cholera und Ruhr gibt es besondere Vorschriften des RKI.
	Schutzkleidung, die bei diesen Untersuchungen benötigt wurde	• Sammlung in Behältern, die verschließbar sind. Reinigung durch den Arbeitgeber.
Chemikalien, die aus gefährlichen Stoffen bestehen oder solche enthalten (18 01 06)	Säuren Laugen Laborchemikalien Desinfektions- und Reinigungsmittelkonzentrate	• Gelten als Sondermüll und müssen entsprechend den örtlichen Vorgaben entsorgt werden. • Kleine Reste von Desinfektionsmittelkonzentraten können verdünnt und dann über das Abwasser entsorgt werden. Bei größeren Mengen wendet man sich an die Herstellerfirma oder gibt die Gebinde in den Sondermüll.

Tabelle 30.1 Einteilung des Abfalls im Praxislabor.

C Zwischenfällen vorbeugen und in Notfallsituationen Hilfe leisten (LF 5)

In der Praxis können jederzeit Notfälle, z. B. im Bereich des Herz-Kreislauf-Systems oder der Atemorgane, auftreten. Im Zusammenhang mit solchen Notfällen werden auch Laboruntersuchungen – insbesondere Blutuntersuchungen – durchgeführt.

1 Zusammensetzung und Aufgaben des Blutes

Ein Erwachsener hat etwa 5 bis 6 Liter Blut in seinem Körper. Bild 31.1 gibt einen Überblick über die Zusammensetzung des Blutes und die Aufgaben der Blutbestandteile.

Blutgerinnung. Die Blutgerinnung läuft in zwei Phasen ab. In der ersten Phase kommt es zu einem provisorischen Wundverschluss. Diese Phase wird als Blutstillungsphase bezeichnet. Sie dauert etwa 3 Minuten. Die zweite Phase, in der der endgültige Wundverschluss entsteht, wird als Blutgerinnungsphase bezeichnet. Sie dauert etwa 6 Minuten (Bild 32.1, auf der folgenden Seite).

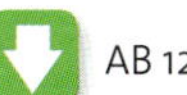
AB 12

Vollblut (5–6 Liter bei einem Erwachsenen)			
Flüssiger Bestandteil: Blutplasma (ca. 55 % des Blutes)	**Feste Bestandteile: Blutkörperchen (ca. 45 % des Blutes)**		
enthält z. B. • Wasser • Eiweiße • Elektrolyte • Stoffwechselprodukte • Hormone • Vitamine • Nährstoffbausteine • Gerinnungssubstanzen	Leukozyten (weiße Blutkörperchen) 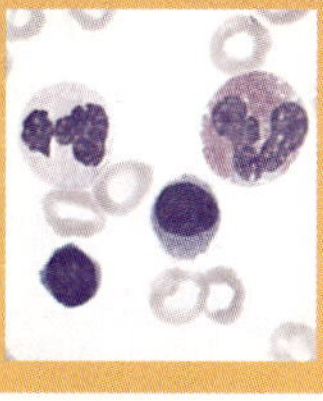	Erythrozyten (rote Blutkörperchen) 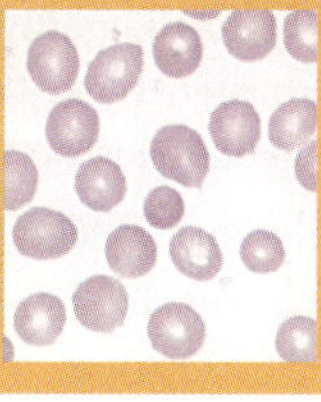	Thrombozyten (Blutplättchen) 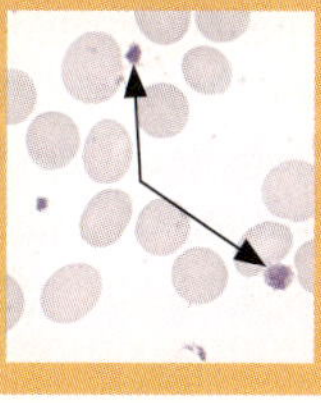
Aufgaben: • Transport von Stoffen wie z. B. Glucose, Harnstoff, Vitaminen, Hormonen, Kohlenstoffdioxid • Regulation des Wasseraustausches zwischen Blut und Gewebe • Konstanthaltung des Wasser- und Elektrolythaushaltes	Aufgabe: • Abwehr von Krankheitserregern durch Phagozytose bzw. Antikörperbildung	Aufgaben: • Transport von Sauerstoff • Mitarbeit beim Transport von Kohlenstoffdioxid	Aufgabe: • Mitarbeit bei der Blutgerinnung

Bild 31.1 Zusammensetzung und Aufgaben des Blutes.

Phagozytose
► S. 43

Gewebeverletzung

▼

Thrombozyten heften sich an die Wundränder und bilden einen lockeren **vorläufigen Wundverschluss.**

▶

Zerstörte Gewebezellen und Thrombozyten setzen **Gerinnungsfaktoren** frei.

▼

Prothrombin wird zu **Thrombin** umgewandelt.

▼

Thrombin bewirkt die Umwandlung von **Fibrinogen** zu **Fibrin**.

▼

Das Fibrin bildet Netze, in dem sich Erythrozyten verfangen. So wird der provisorische Wundverschluss verfestigt.

▼

Der Wundverschluss trocknet und bildet so den **Schorf**.

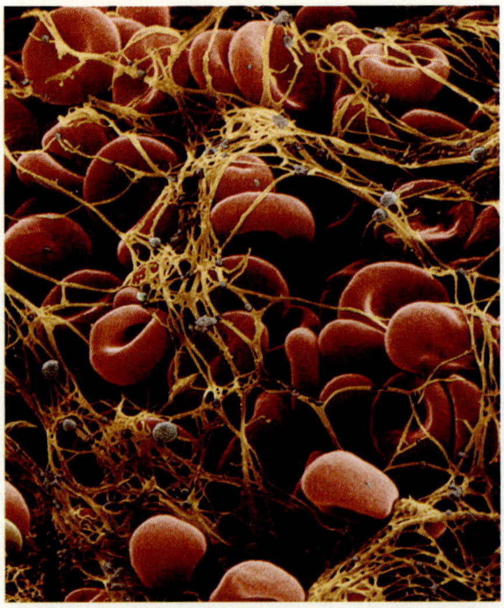

Bild 32.1 Ablauf der Blutgerinnung (vereinfacht).

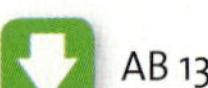

AB 13

Differenzialblutbild

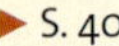

► S. 40

Normwerte / Normbereiche bei Blutuntersuchungen ► S. 106 ff.

Anämie: verringerte Erythrozytenkonzentration oder zu geringer Hämoglobingehalt der Erythrozyten

EDTA: Ethylen-Diamin-Tetra-Acetat (Essigsäure) verhindert die Blutgerinnung

2 Untersuchung des Blutbildes

Kleines und großes Blutbild. Zum kleinen Blutbild gehören folgende Untersuchungen:

- Bestimmung der Erythrozytenkonzentration,
- Bestimmung des Hämoglobinwertes,
- Bestimmung des Hämatokritwertes,
- Berechnung der Indices,
- Bestimmung der Thrombozytenkonzentration,
- Bestimmung der Leukozytenkonzentration.

Beim großen Blutbild werden die genannten Untersuchungen durchgeführt und zusätzlich noch das Differenzialblutbild ausgewertet.

Im Folgenden werden die Normbereiche für Erwachsene angegeben. Für Kinder gelten je nach Alter andere Normbereiche für die beschriebenen Untersuchungen.

2.1 Bestimmung der Erythrozytenkonzentration

Die Bestimmung der Erythrozytenkonzentration gibt einen diagnostischen Hinweis auf eine eventuell vorhandene Anämie.

Die Bestimmung erfolgt aus EDTA-Blut im Großlabor. In der Praxis kann sie mithilfe eines Fotometers oder mikroskopisch z. B. mithilfe vorgefertigter Einzeltests ermittelt werden.

Normbereich:

Frauen:	4,1 – 5,1/pl	oder	4,1 Mio. – 5,1 Mio/µl	oder	4,1 T/l – 5,1 T/l
Männer:	4,5 – 5,9/pl	oder	4,5 Mio. – 5,9 Mio./µl	oder	4,5 T/l – 5,9 T/l

Übersicht der Einheiten ► S. 106

Abweichungen vom Normbereich. Eine verringerte Erythrozytenkonzentration tritt z. B. aufgrund von Eisenmangel oder bei starkem Blutverlust auf. Eine erhöhte Erythrozytenkonzentration findet man z. B.

- bei Hypoxie,
- bei Herzinsuffizienz,
- aufgrund vermehrter Bildung der Erythrozyten bei Nierentumoren oder
- aufgrund eines längeren Aufenthaltes im Hochgebirge,
- bei Polycythaemia vera / Polyzythämie.

Hypoxie: verminderte Versorgung des Körpers mit Sauerstoff

Polycythaemia vera / Polyzythämie: unkontrollierte Neubildung von Blutkörperchen, insbesondere von Erythrozyten

2.2 Bestimmung des Hämoglobinwertes

Die Bestimmung des Hämoglobinwertes ist wichtig bei Verdacht auf Anämien. Die Bestimmung erfolgt fotometrisch, z. B. mit tragbaren Hämoglobin-Messgeräten.
Für die Bestimmung kann arterielles, kapillares oder venöses Blut verwendet werden. Arterielles und venöses Blut muss mit EDTA oder Heparin versetzt werden, damit es nicht gerinnt.

Eine Küvette wird mit einer geringen Menge Blut gefüllt. Die gefüllte Küvette wird in den Küvettenhalter eingesetzt und vorsichtig runtergedrückt, bis sie mit einem Klicken einrastet (Bild 33.1). Danach ermittelt das Gerät sofort den Hämoglobinwert. Die Küvette wird dann aus dem Gerät gezogen und fachgerecht entsorgt.

Abweichungen vom Normbereich. Erniedrigte Werte weisen auf Anämien hin, erhöhte Werte auf Polyglobulie, Polyzythämie oder Exsikkose.

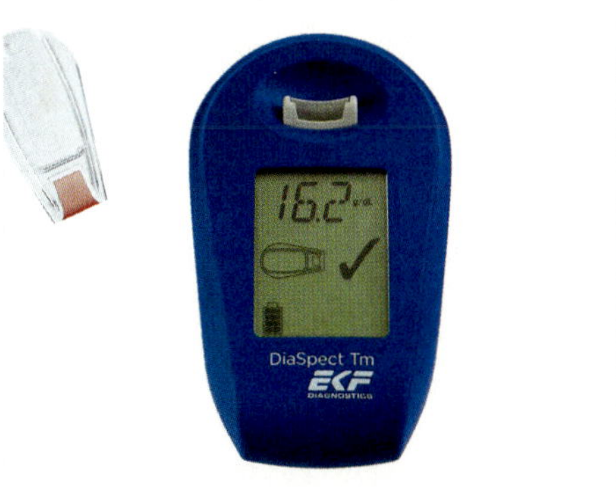

Bild 33.1 Gefüllte Küvette und Hämoglobin-Messgerät.

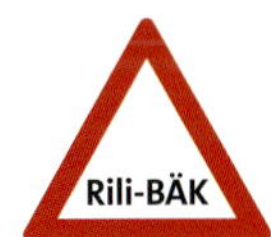

Hinweis. Für die Überprüfung des Fotometers gibt es einen physikalischen Standard. Damit wird die von der Rili-BÄK vorgeschriebene täglich Gerätekontrolle durchgeführt.

Transformationslösung: Cyanidhaltiges Fertigreagenz zur Hämoglobinbestimmung

Polyglobulie: Erhöhung der Erythrozytenkonzentration

Exsikkose: Austrocknung des Körpers

Normbereiche:

Frauen:	12,0 – 16,0 g/dl Blut	oder	120 – 160 g/l Blut	oder	7,45 – 9,93 mmol/l
Männer:	14,0 – 18,0 g/dl Blut	oder	140 – 180 g/l Blut	oder	8,69 – 11,17 mmol/l

Übersicht der Einheiten ▶ S. 106

2.3 Bestimmung des Hämatokritwertes

Bei der Bestimmung des Hämatokritwertes wird der Anteil aller zellulären Bestandteile bestimmt. Angegeben wird der Wert in Liter feste Bestandteile (Zellmasse) pro Liter Blut oder in Prozent. Da die Erythrozyten den größten Anteil aller Blutzellen bilden, stellt die Höhe des Blut-Hämatokrit-Wertes eine alternative Messgröße zum Hämoglobin-Wert dar.

Zur Feststellung des Hämatokritwertes wird eine Kapillarpipette, die innen mit Heparin beschichtet ist, mit kapillär entnommenem Vollblut oder EDTA-Blut gefüllt und an beiden Enden mit einem Spezialkitt verschlossen. Die Pipette wird in eine Spezialzentrifuge gegeben und gemäß den Angaben des Zentrifugenherstellers zentrifugiert. Danach kann mithilfe einer Tabelle der Hämatokrit-Wert abgelesen werden.

Hyperhydratation: Überschuss an Gesamtkörperwasser

Normbereich:
Frauen: 0,36 – 0,48 l/l oder 36 % – 48 %
Männer: 0,40 – 0,53 l/l oder 40 % – 53 %

Abweichungen vom Normbereich. Der Hämatokritwert ist bei Anämien und bei einer Hyperhydratation erniedrigt, bei Polyglobulie, Polyzythämie und Exsikkose erhöht.

2.4 Indices

Betonung des Wortes **Indices**: Das e wird lang ausgesprochen.

Bei diesen Werten handelt es sich nicht um Untersuchungen, sondern um errechnete Werte aus verschiedenen Untersuchungsergebnissen des großen Blutbildes.

Zu den Indices gehören
- der Hämoglobingehalt eines einzelnen Erythrozyten (MCH),
- die mittlere (durchschnittliche) Hämoglobinkonzentration eines einzelnen Erythrozyten (MCHC),
- das mittlere Volumen eines einzelnen Erythrozyten (MCV).

MCH. Der Hämoglobingehalt eines einzelnen Erythrozyten wird errechnet, indem man den Hämoglobinwert durch die Zahl der Erythrozyten geteilt.

Übersicht der Einheiten ▶ S. 105

Normbereich:
27–34 pg/Erythrozyt oder
1,67–2,11 fmol/Erythrozyt

MCHC. Die mittlere Hämoglobinkonzentration eines einzelnen Erythrozyten wird errechnet, indem man den Hämoglobinwert durch den Hämatokritwert geteilt.

Normbereich:
32–36 g/dl Blut oder 19,87–22,35 mmol/l

MCV. Das mittlere Volumen eines einzelnen Erythrozyten wird errechnet, indem man den Hämatokritwert durch die Anzahl der Erythrozyten geteilt.

Normbereich:
80–96 fl oder 80–96 μm^3

Diese errechneten Größen dienen der Differenzialdiagnostik von Anämien (z. B. einer Eisenmangelanämie oder einer Anämie aufgrund einer Vitamin-B12-Verwertungsstörung = perniziöser Anämie).

2.5 Bestimmung der Thrombozytenkonzentration

Thrombozytopenie, Thrombopenie: Erniedrigung der Thrombozytenkonzentration

Thrombozytose: Erhöhung der Thrombozytenkonzentration

Die Bestimmung der Thrombozytenkonzentration erfolgt fast immer im Großlabor. In der Arztpraxis kann sie photometrisch oder mikroskopisch z. B. mithilfe vorgefertigter Einzeltests erfolgen.

Normbereich (Erwachsene):
140–400/nl oder
140 000–400 000/µl oder
140–400 G/l

Abweichungen vom Normbereich. Eine Erniedrigung der Thrombozytenkonzentration tritt z. B. auf
- im Verlauf von Chemotherapien,
- bei Therapie mit Immunsuppressiva (Medikamente, die die körpereigene Abwehr unterdrücken),
- bei einer Milzvergrößerung.

Eine Erhöhung der Thrombozytenkonzentration tritt z. B. nach einer Milzentfernung oder bei der Polyzythämie auf.

2.6 Bestimmung der Leukozytenkonzentration

Die Bestimmung der Leukozytenkonzentration ist unter anderem wichtig für die Diagnostik von Entzündungen, denn bei Entzündungen im Körper werden die weißen Blutkörperchen aktiv, z.B. um Bakterien zu phagozytieren. Der Arzt kann anhand der Leukozytenkonzentration keine spezifische Diagnose stellen, aber zum Beispiel feststellen, dass im Körper ein entzündlicher Prozess abläuft. Für eine genaue Diagnose müssen weitergehende Untersuchungen durchgeführt werden.

phagozytieren: Vorgang der Phagozytose (gr.) – Fressen (Unschädlichmachen) von Zellen ▶ S. 43

Normbereich:

Erwachsene:	4 – 10/nl	oder	4000/µl – 10000/µl	oder	4 G – 10 G/l
Kinder:	4 – 15/nl	oder	4000 – 15000/µl	oder	4 G – 15 G/l (je nach Lebensalter)

Übersicht der Einheiten ▶ S. 106

Abweichungen vom Normbereich. Zu einer erniedrigten Leukozytenkonzentration kommt es z.B. bei

- Virusinfektionen,
- der Behandlung mit Zytostatika (Medikamente, die das Zellwachstum hemmen) oder Immunsuppressiva (Medikamente, die die Abwehrfunktion des Immunsystems unterdrücken).

Zu einer Erhöhung der Leukozytenkonzentration kommt es beispielsweise

- bei Leukämien,
- bei bakteriellen Infektionen,
- beim Herzinfarkt, aber auch
- während der Schwangerschaft.

Die mikroskopische Zählung der Leukozyten wird in frisch entnommenem Kapillarblut oder EDTA-Blut durchgeführt. Zu diesem Zweck muss das Blut z.B. mit 3%iger Essigsäure, Türk'scher Lösung oder LeukoCount®-Lösung verdünnt werden. Diese Reagenzien hämolysieren die Erythrozyten und verhindern eine Blutgerinnung. Türk'sche Lösung und LeukoCount-Lösung färben zusätzlich die Leukozyten an und heben sie so hervor.

Zur Auswertung benötigt man neben dem Mikroskop eine Zählkammer.

2.6.1 Zählkammern

Für die mikroskopische Zählung der Leukozyten wird die Neubauer-improved-Zählkammer verwendet. In der Humandiagnostik dürfen nur Zählkammern verwendet werden, die das IVD-Zeichen und das CE-Zeichen tragen (Bild 35.1).

Zählkammern bestehen aus Glas oder aus Kunststoff. In mittleren Bereich einer Zählkammer befinden sich drei Stege, dazwischen liegen Vertiefungen. Der mittlere Steg ist 0,1 mm tiefer als die beiden äußeren. In diesen Steg sind ein oder zwei Zählnetze eingefräst. Die äußeren Stege dienen zur Befestigung eines geschliffenen Deckgläschens (Bild 36.1, folgende Seite).

Beim Befestigen des Deckgläschens entsteht aufgrund des Höhenunterschiedes der Stege über dem mittleren Steg ein winziger Hohlraum, der Zählkammerhöhe genannt wird. In diesen Hohlraum läuft das Blut-Reagenz-Gemisch aufgrund der Kapillarwirkung.

Bei Einwegzählkammern (Bild 28.1, Seite 28) ist das Deckglas bereits fest montiert.

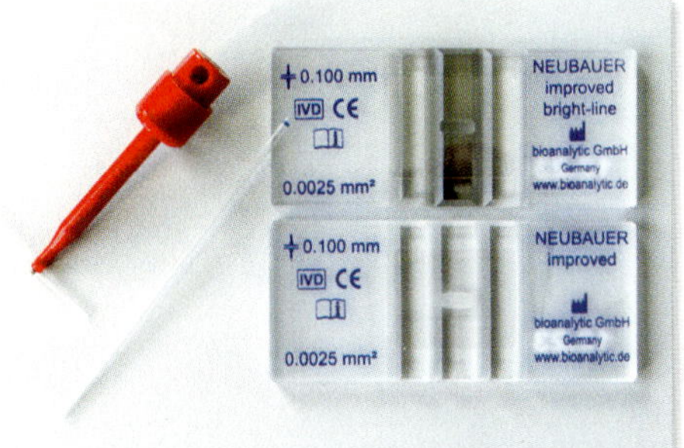

Bild 35.1 Neubauer-improved Zählkammern mit Pipettierhilfe.

Leukozytopenie, Leukopenie: Verminderung der Leukozytenkonzentration

Leukozytose: Erhöhung der Leukozytenkonzentration

Leukämie: bösartige Erkrankung des Blutes mit Erhöhung der Leukozytenkonzentration und Veränderung der Leukozyten (Blutkrebs)

Türk'sche Lösung: nach Wilhelm Türk, einem österreichischen Hämatologen; Kombination aus Essigsäure und Methylenblau

Otto Neubauer: deutscher Internist

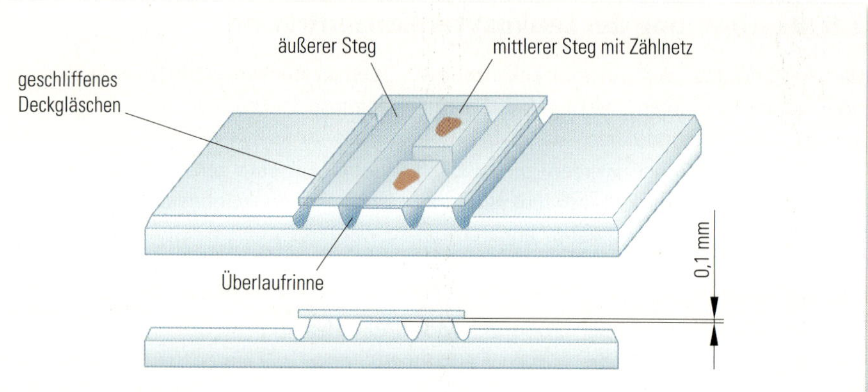

Bild 36.1 Aufbau einer Zählkammer.

Vorbereitung der Zählkammern. Die einzelnen Schritte zeigt Bild 36.2. Zum Befestigen des Deckgläschens werden die beiden äußeren Stege entfettet und mit sehr wenig Wasser (z. B. mithilfe der angefeuchteten Ecke eines Tupfers) benetzt (a).

Dann legt man das Deckgläschen auf und bewegt es mithilfe der Daumenkuppen vorsichtig nach oben und unten (b).

Wenn man einen geringen Widerstand beim Bewegen spürt und beim Schräghalten der Zählkammer Newton'sche Ringe sieht, sitzt das Deckgläschen fest genug auf den Stegen, um die Untersuchung durchzuführen (c).

Das Anhauchen der Zählkammer vor dem Befestigen des Deckgläschens sollte unterbleiben, denn durch die winzigen Speicheltröpfchen wird die Verdünnung des Blutes verfälscht. Dies führt zu falschen Untersuchungsergebnissen, weil die Feuchtigkeit aus der Atemluft auch auf den mittleren Steg und somit auf das Zählnetz gerät.

Newton'sche Ringe: regenbogenfarbige Ringe, die am Luftspalt zwischen zwei reflektierenden, fast parallelen Oberflächen entstehen.

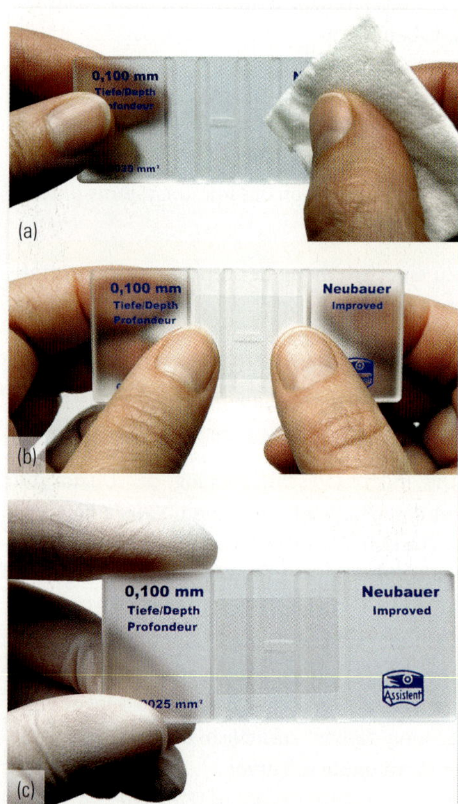

Bild 36.2 Vorbereitung einer Zählkammer.

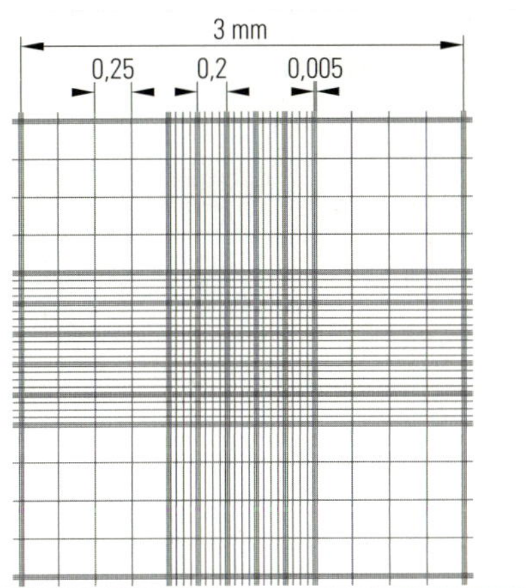

Bild 37.1 Zählnetz der Neubauer-improved-Zählkammer.

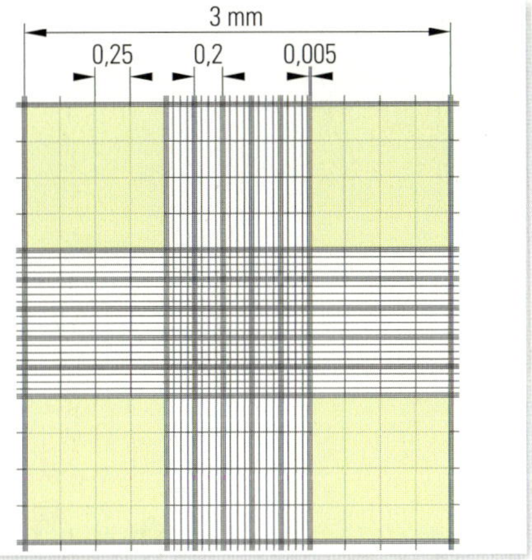

Bild 37.2 Auszuwertende Flächen bei der Neubauer-improved-Zählkammer.

Neubauer-improved-Zählkammer. Die Neubauer-improved-Zählkammer (Bild 37.1) hat eine Grundfläche von 9 mm^2.

Sie besteht aus neun Großquadraten mit einer jeweiligen Seitenlänge von 1 mm. Die Zählkammerhöhe beträgt 0,1 mm. Jedes der Quadrate hat also ein Volumen von 0,1 mm^3 oder 0,1 µl.

Für die Zählung der Leukozyten werden die Zellen in den vier äußeren Großquadraten ausgewertet. Das so ausgewertete Volumen beträgt 0,4 mm^3 bzw. 0,4 µl (Bild 37.2).

Vorbereitung und Durchführung der Leukozytenzählung werden hier am Beispiel von Leuko-tic®-Einzeltests dargestellt.

2.6.2 Vorbereitung

Folgende Dinge werden bereitgestellt:

- Material für die kapilläre Blutentnahme,
- Kapillarenhalter,
- End-to-end-Kapillare,
- Kammerfüllkapillare,
- Leuko-TIC®-Reaktionsgefäß (gefüllt mit LeukoCount®-Lösung),
- Abwurfbehälter,
- Schutzhandschuhe, Schutzkittel.

Vorbereitung. Die kapilläre Blutentnahme wird fachgerecht durchgeführt, der erste austretende Blutstropfen wird verworfen, dann wird das End-to-end-Kapillarröhrchen (20 µl) in den nächsten austretenden Blutstropfen gehalten.

Das Kapillarröhrchen füllt sich selbstständig, dabei muss man darauf achten, dass keine Luft eingezogen wird. Nachdem das Röhrchen gefüllt ist, wird es waagerecht gehalten (Bild 38.1a, folgende Seite). Außen anhaftendes Blut wischt man vorsichtig mit einem fusselfreien Tupfer ab, ohne Inhalt aus dem Röhrchen zu saugen.

Das End-to-end-Kapillarröhrchen wird in das bereits mit Reagenz gefüllte Gefäß gegeben (Bild 38.1b). Das Gefäß wird verschlossen und kräftig geschüttelt, bis das Blut vollständig aus der Pipette in das Reagenz gelaufen ist (Bild 38.1c). Danach muss das Gefäß mindestens 30 Sekunden stehenbleiben (in dieser Zeit läuft die Hämolyse ab).

kapilläre Blutentnahme ▶ S. 48

Bevor die Zählkammer beschickt wird, muss das Gefäß noch einmal kräftig geschwenkt (Schaumbildung vermeiden) werden (Bild 38.1d). Zur Entnahme hält man die Kammerfüllkapillare in das Blut-Reagenz-Gemisch und füllt sie etwa halbvoll. Dann verschließt man das obere Ende mit dem Finger (Bild 38.1e).

Man hält die Kammerfüllkapillare an den oberen oder unteren Rand des geschliffenen Deckgläschens, das Blut-Reagenz-Gemisch läuft selbstständig in den Spalt zwischen Zählkammer und Deckgläschen (Bild 38.1f). Es darf kein Blut in die Überlaufrinnen laufen.

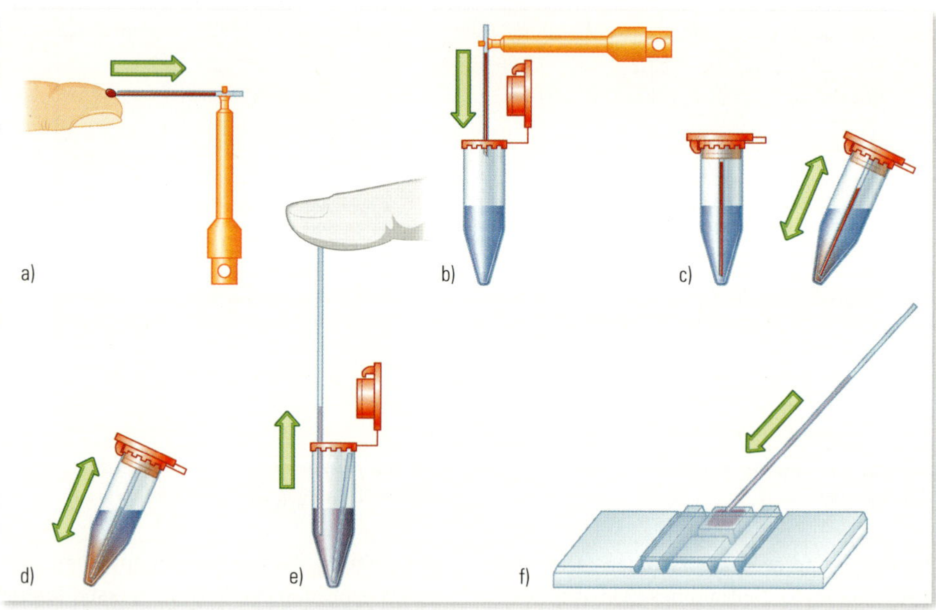

Bild 38.1 Vorbereitung der Leukozytenzählung.

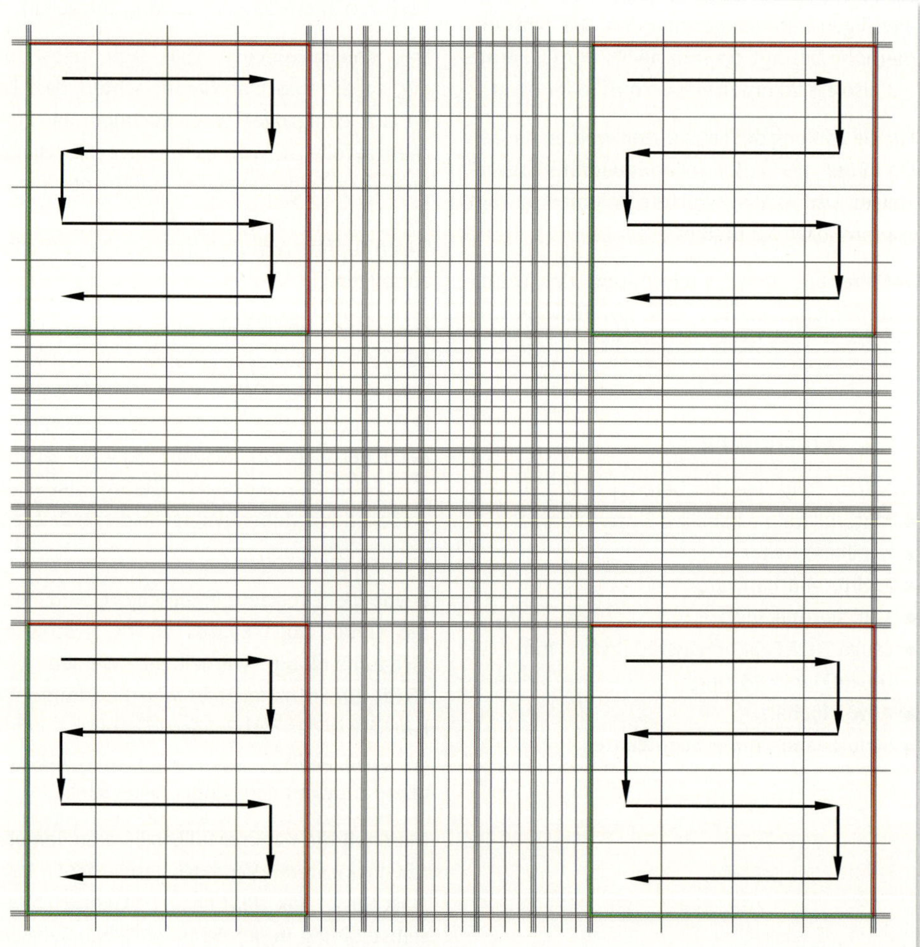

Bild 38.2 Mäanderförmiges Vorgehen bei der Leukozytenzählung; Neubauer-improved-Zählkammer.

Durchführung. Die Zählkammer wird auf dem Kreuztisch eingespannt, die Zahl der Leukozyten wird ohne weitere Wartezeit ermittelt.

Zählweise. Die Leukozyten werden mäanderförmig wie in Bild 38.2 gezeigt ausgezählt. Die mäanderförmige Vorgehensweise verhindert, dass man Zellen doppelt oder gar nicht zählt.

Dabei muss man die „L-Regel" beachten. Sie besagt, dass man alle Zellen, die auf einem gedachten L liegen oder dieses von innen und außen berühren, mitzählt. Zellen, die auf dem gedachten ⌉ liegen oder dieses von innen oder außen berühren, werden nicht mitgezählt (Bild 38.2).

Die Zahl der Leukozyten, die man auf diese Weise gezählt hat, wird notiert. Bild 39.1 verdeutlicht, welche Zellen man bei der Zählung mitzählt und welche nicht.

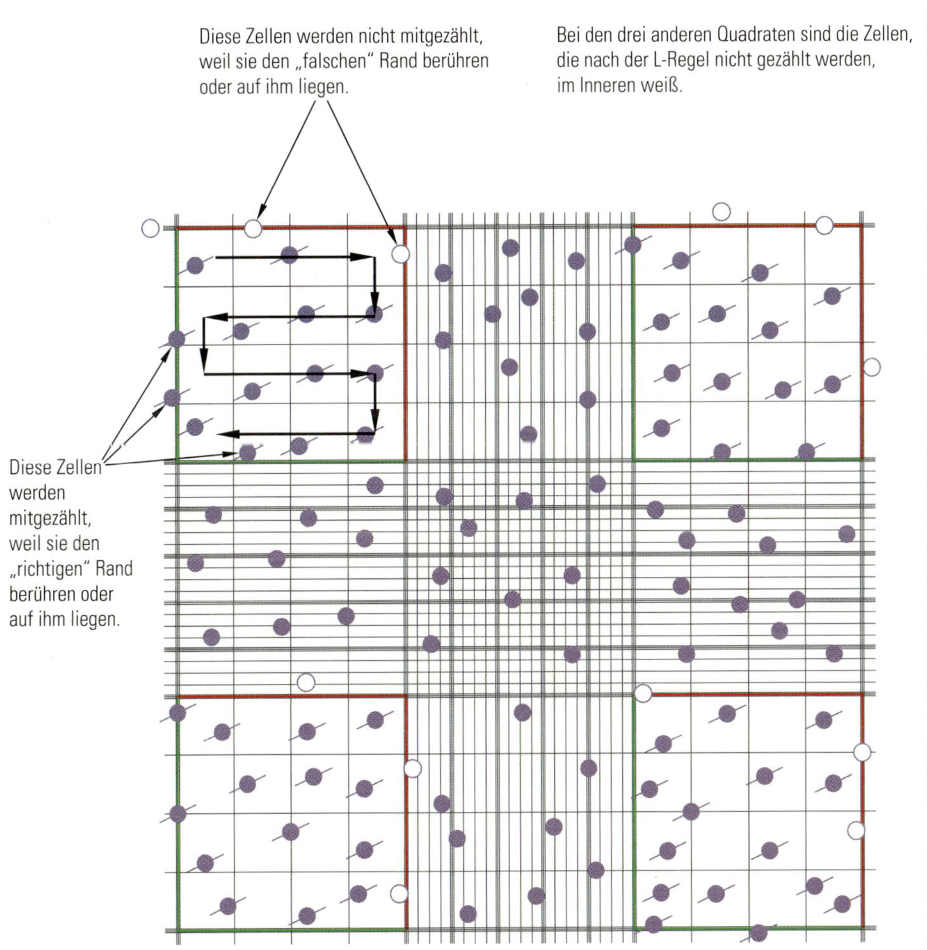

Bild 39.1 Zählweise bei der Leukozytenzählung (Neubauer-improved-Zählkammer).

AB 14

2.6.3 Auswertung

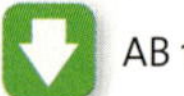
AB 15

Für die Berechnung der Leukozytenkonzentration (Bild 39.1, Seite 39) benötigt man

- die ermittelte Zahl der Leukozyten,
- die Blutverdünnung und
- das ausgewertete Volumen der jeweils benutzten Zählkammer.

Das Blut ist bei Verwendung der Leuko-Tic-Einzeltests 20-fach verdünnt. Um eine Angabe für unverdünntes Blut zu erhalten, muss die Zahl der ermittelten Leukozyten mit 20 multipliziert werden (Verdünnungsausgleich).

Neubauer-improved-Zählkammer. Das ausgewertete Volumen beträgt 0,4 µl. Um eine Angabe für 1 µl Blut zu erhalten, muss die Zahl der ermittelten Leukozyten mit 2,5 multipliziert werden. Die Formel zur Berechnung lautet:

Zahl der gezählten Leukozyten · Verdünnungsausgleich · Volumenausgleich = Zahl der Leukozyten pro µl Blut

$$x \cdot \underbrace{20 \cdot 2{,}5}_{50} = \text{Zahl der Leukozyten pro µl Blut}$$

$$x \cdot 50 = \text{Zahl der Leukozyten pro µl Blut}$$

Beispiel:

57 Leukozyten · 50 = 2850 Leukozyten/µl

Übersicht der Einheiten ▶ S. 105

Besonderheiten. Für Patienten mit einer niedrigen Leukozytenkonzentration (z. B. im Verlauf einer Chemotherapie oder einer immunsuppressiven Therapie) oder einer stark erhöhten Leukozytenkonzentration (z.B. bei einer Leukämie) ist die mikroskopische Leukozytenzählung mit den vorgefertigten Leuko-TIC®-Reaktionsgefäßen nicht geeignet. Bei den genannten Patienten sollte man EDTA-Blut abnehmen und dieses in das Großlabor zur Untersuchung einsenden.

Angabe pro Liter Blut. Wenn das Ergebnis pro Liter Blut angegeben werden soll, so muss man die berechnete Zahl mit 1000000 (10^6) multiplizieren, weil ein Mikroliter der millionste Teil eines Liters ist.

Beispiel:
Es wurden 6250 Leukozyten/µl ermittelt. Multipliziert man diese Zahl mit 1000000, erhält man 6250000000. Diese Zahl entspricht 6,25 G Leukozyten pro Liter Blut.

Angabe pro Nanoliter Blut. Soll das Ergebnis pro Nanoliter Blut angegeben werden, so muss man das für einen Mikroliter Blut berechnete Ergebnis durch 1000 dividieren, weil ein Nanoliter der tausendste Teil eines Mikroliters ist.

Beispiel:
Es wurden 6250 Leukozyten/µl Blut ermittelt. Teilt man diese Zahl durch 1000, so erhält man 6,25 Leukozyten/nl Blut.

2.7 Differenzialblutbild

Beim Differenzialblutbild werden die verschiedenen Arten von Blutkörperchen angefärbt. Die Leukozytenarten kann man mithilfe des Mikroskopes unterscheiden (differenzieren). Außerdem dokumentiert man auftretende Veränderungen der Erythrozyten und der Thrombozyten.

Das Differenzialblutbild wird überwiegend maschinell ausgewertet, nur bei Auffälligkeiten wird zusätzlich eine mikroskopische Auswertung vorgenommen.

Die MFA in der Arztpraxis muss in der Lage sein, einen Blutausstrich für ein Differenzialblutbild korrekt herzustellen, wenn das abgenommene EDTA-Blut nicht umgehend in das Großlabor geschickt werden kann. Schon nach drei Stunden verändern sich die Leukozyten durch das EDTA, dann kann das Großlabor keine aussagekräftigen Untersuchungsergebnisse mehr liefern.

Die Untersuchung spielt eine Rolle bei der

- Diagnostik verschiedener Bluterkrankungen, z. B. Leukämien, Anämien, infektiöser Mononucleose,
- Therapiekontrolle, z. B. bei rheumatischen Erkrankungen, Leukämien, Durchführung einer Chemotherapie, Therapie mit Antidepressiva.

Mononucleose: Viruserkrankung mit starken Halsbeschwerden und schwerem allgemeinen Krankheitsgefühl (Pfeiffersches Drüsenfieber)

2.7.1 Der Blutausstrich

Herstellung eines Blutausstriches. Um die Leukozyten mikroskopisch betrachten und beurteilen zu können, muss man etwa 5 µl Blut auf einem Objektträger dünn ausstreichen (verteilen) und anfärben. Dieses geschieht umgehend nach einer Kapillarblutentnahme oder innerhalb von drei Stunden nach einer venösen Blutentnahme aus EDTA-Blut.

Kapillarblutentnahme ▶ S. 48

venöse Blutentnahme ▶ S. 49

Am besten benutzt man hierfür entfettete Objektträger mit einem matten Rand. Auf den matten Rand schreibt man mit einem Bleistift die Patientendaten (Name, Vorname, Herstellungsdatum, evtl. Barcode-Aufkleber).

Bild 41.1 zeigt die Herstellung eines Blutausstriches. Man bringt direkt neben den matten Teil des Objektträgers etwa 5 µl Blut mit einer Mikroliterpipette auf (a).

Nun nimmt man einen zweiten Objektträger (oder ein Ausstrichglas) und hält ihn von oben mit Daumen und Zeigefinger fest. Damit fährt man in einem Winkel von 30 bis 45 Grad an den Blutstropfen heran, der sich dann dünn verteilt (b). Wenn man einen Objektträger zum Ausstreichen verwendet, muss man darauf achten, dass sich das Blut nicht bis ganz an den Rand verteilt, weil die großen Leukozytenarten (z. B. die Monozyten) an den Rand gedrückt werden und dadurch die Gefahr besteht, dass man sie bei der Auswertung nicht berücksichtigt.

Nachdem das Blut sich verteilt hat, streicht man es in einem dünnen Film zügig ohne Absetzen über den Objektträger aus (c).

Pro Patient fertigt man zwei Blutausstriche an. Die Ausstriche lässt man an der Luft mindestens 30 Minuten trocknen. Nach der Trocknung werden die Ausstriche gefärbt.

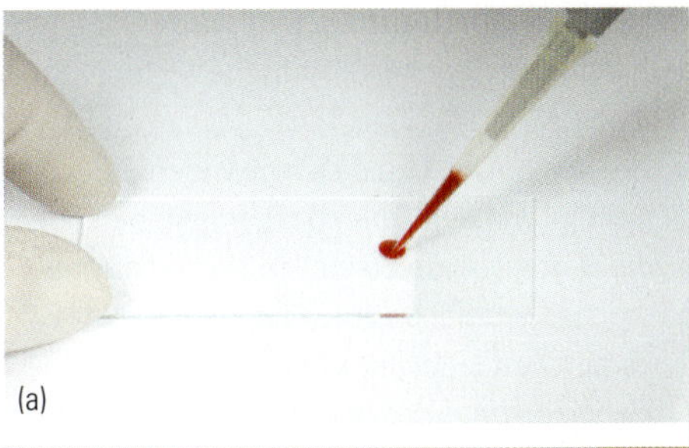
(a)

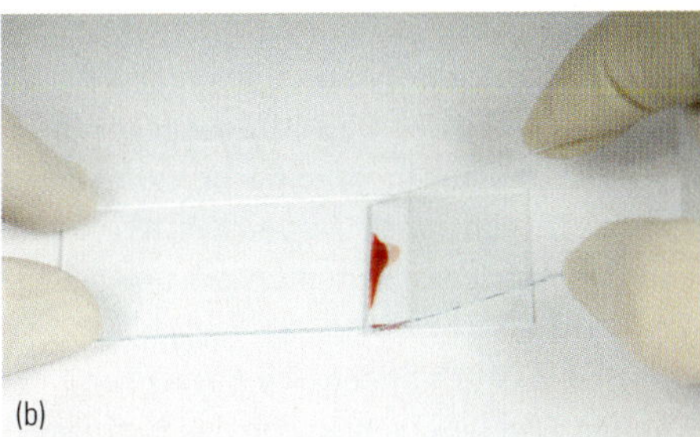
(b)

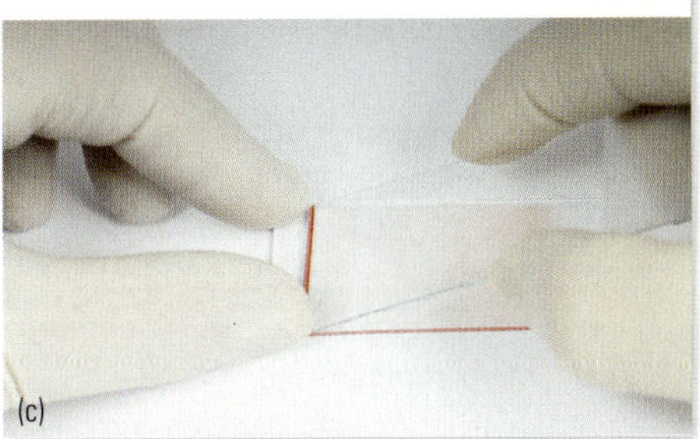
(c)

Bild 41.1 Herstellen eines Blutausstriches.

Ein optimaler Blutausstrich ist weder zu dick noch zu dünn und endet in einer Rundung (Fahne) (Bild 41.2).

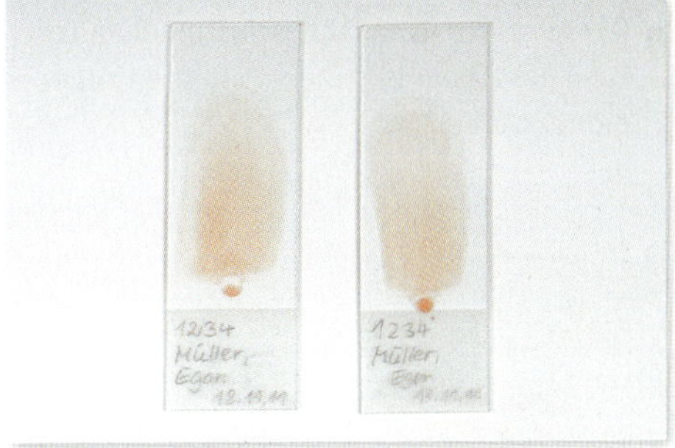

Bild 41.2 Optimaler Blutausstrich.

Fehler beim Ausstreichen. Blut wird häufig fehlerhaft ausgestrichen. Typische Fehler zeigt Bild 42.1.

- Der Ausstrich ist zu dick, entweder weil zu viel Blut auf den Objektträger gegeben oder das Blut in einem zu steilen Winkel ausgestrichen wurde. Dadurch liegen die Blutkörperchen teilweise übereinander oder kleben aneinander. Man kann sie so nicht mehr beurteilen (a).
- Der Ausstrich ist zu dünn, entweder weil zu wenig Blut auf den Objektträger gegeben oder das Blut in einem zu flachen Winkel ausgestrichen wurde. Das Auswerten von 100 Leukozyten ist sehr mühsam und gelingt evtl. nicht (b).
- Im Blutausstrich finden sich Absätze und Stufen. Dies geschieht, wenn das Blut nicht in einer zügigen fließenden Bewegung ausgestrichen wird (c).
- Im Blutausstrich finden sich Löcher, d. h. Stellen, an denen kein Blut auf dem Objektträger haften bleibt. Dies ist der Fall bei der Benutzung von schlecht oder gar nicht entfetteten Objektträgern oder bei Patienten mit einer Hyperlipidämie (d).
- Der Ausstrich ist zu lang. Dadurch wird die Auswertung erschwert, besonders bei Leukozytopenie, weil die Zellen über eine relativ große Fläche verteilt sind (e).
- Der Ausstrich ist zu kurz, weil zu wenig Blut verwendet wurde. Dies kann dazu führen, dass man nicht genügend Zellen zur Auswertung hat (f).
- Der Ausstrich ist nicht beschriftet, dadurch kann das Ergebnis keinem Patienten zugeordnet werden (g).

Artur Pappenheim: deutscher Hämatologe
Richard May: deutscher Internist
Ludwig Grünwald: deutscher HNO-Arzt
Gustav Giemsa: deutscher Chemiker

Hyperlipidämie: zu hoher Fettgehalt im Blut

Färbung. Beim Färben eines Blutausstriches werden die Leukozyten auf dem Objektträger mit Ethanol fixiert und die Zellbestandteile der Leukozyten durch rote und blaue Farbstoffe angefärbt, um sie hervorzuheben. Als roten Farbstoff verwendet man Eosin und als blauen Farbstoff z. B. Methylenblau oder Methylenazur.

Die Färbung nach Pappenheim färbt alle festen Blutbestandteile optimal an. Hierfür werden zwei verschiedene Farblösungen benutzt: die May-Grünwald-Lösung enthält Eosin und Methylenblau, die Giemsa-Lösung enthält zusätzlich Methylenazur und Methylenviolett.

Es werden zunächst fünf Küvetten vorbereitet, die folgende Flüssigkeiten enthalten:
1. Küvette:
gebrauchsfertige May-Grünwald-Lösung
2. Küvette:
aqua dest. mit einem pH-Wert von 7,2
3. Küvette:
gebrauchsfertige Giemsa-Lösung (1:20)
4. Küvette: aqua dest.
5. Küvette: aqua dest.

Der luftgetrocknete Blutausstrich wird 5 Minuten in Küvette 1 getaucht, danach in Küvette 2 gut abgespült. In Küvette 3 wird er 15 bis 20 Minuten belassen, und danach in den Küvetten 4 und 5 gut abgespült.

Danach muss der Ausstrich an der Luft 30 Minuten trocknen. Vor der Auswertung wird die Unterseite des Objektträgers von Farbresten gereinigt.

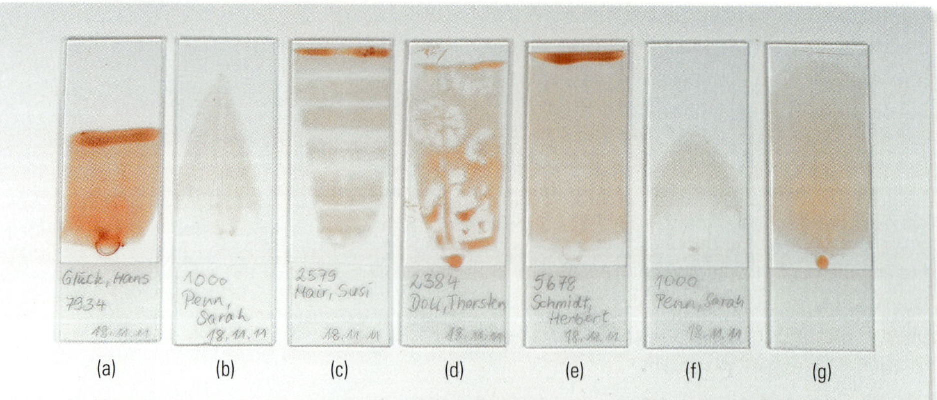

Bild 42.1 Fehler bei der Herstellung von Blutausstrichen.

Gefärbte Ausstriche können in entsprechenden Präparatekästen lange Zeit aufbewahrt und z. B. zur Therapie- oder Verlaufskontrolle immer wieder mikroskopiert werden.

Auswertung. Vorgehensweise:

- Das fertige Präparat auf dem Kreuztisch einklemmen.
- Einen Tropfen Immersionsöl auf das Ende des Präparates geben (Bild 43.1).
- Das 100-er Objektiv in den Strahlengang bringen und in den Öltropfen eintauchen (Bild 43.2).
- Mithilfe des Grobtriebes die Ebene einstellen, dies geht am besten, wenn man langsam den Grobtrieb bewegt.
- Wenn man das Bild eingestellt hat, das Präparat mäanderförmig durchmustern (Bild 43.3).
- Man identifiziert 100 Zellen, diese werden z. B. mithilfe eines Zählgerätes ermittelt.
- Nach dem Beenden des Zählvorganges das Präparat vom Kreuztisch nehmen, Objektträger und Präparat reinigen.

Zum Reinigen des Präparates benutzen Sie einen trockenen Zellstofftupfer, mit dem Sie so lange ohne großen Druck über den Blutausstrich fahren, bis er wieder matt erscheint.

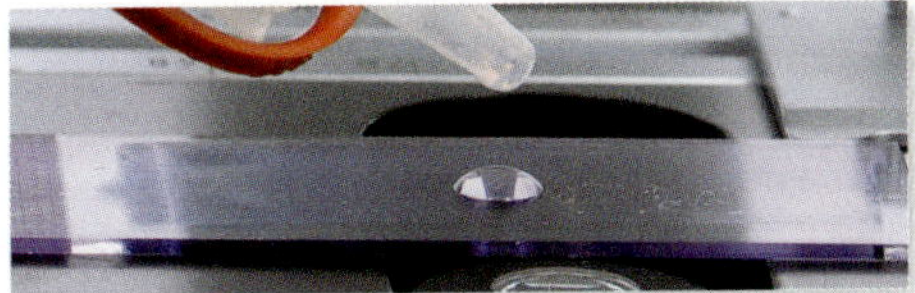

Bild 43.1 Immersionsöl auf einem Blutausstrich.

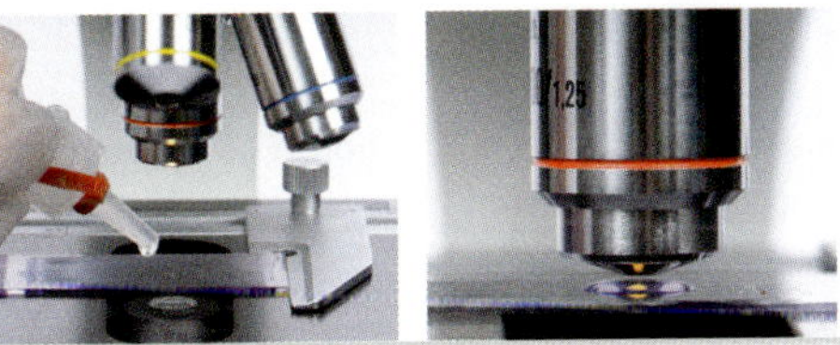

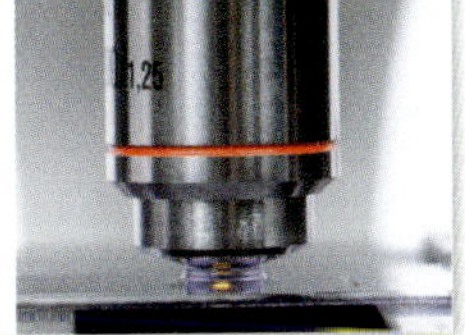

Bild 43.2 Eintauchen des Objektivs in den Öltropfen.

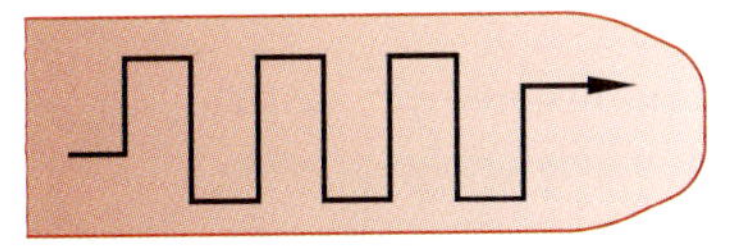

Bild 43.3 Mäanderförmiges Durchmustern eines Präparates.

Immersionsöl: synthetisches Öl; sorgt für eine geringere Ablenkung der Lichtstrahlen und damit für eine bessere Auflösung des mikroskopischen Bildes

2.7.2 Leukozyten

Unterteilung der Leukoyztenarten. Die Merkmale, an denen man die verschiedenen Leukozytenarten eindeutig identifizieren kann, sind in Tabelle 44.1 (folgende Seite) farbig unterlegt.

Granulozyten werden im roten Knochenmark gebildet. Sie besitzen kleine Körnchen (Granula) in ihrem Zellinneren. Die Kerne sehen unterschiedlich aus. Sie sind in der Lage, Fremdsubstanzen (z. B. Bakterien) in ihren Zellleib aufzunehmen und so zu vernichten. Dieser Vorgang heißt Phagozytose.

Monozyten werden ebenfalls im roten Knochenmark gebildet. Sie haben einen gelappten Kern und sind die größten Leukozyten. Auch sie sind für die Phagozytose zuständig.

Lymphozyten werden einerseits im roten Knochenmark, andererseits in den lymphatischen Organen (Milz, Lymphknoten) gebildet. Lymphozyten bilden nach Kontakt mit Krankheitserregern spezifische Antikörper. Manche Lymphozyten vernichten Krankheitserreger auch direkt.

Unreife Vorstufen. Bei bestimmten Krankheiten, z. B. bei Leukämien, werden unreife Vorstufen der Leukozytenarten aus dem Knochenmark ausgeschwemmt.

AB 16

Leukozytenart	Kernform	Kernfarbe	Plasmafarbe	Granulation	normale prozentuale Häufigkeit
Stabkernige neutrophile Granulozyten	stäbchenförmig	violett	rosa	feinkörnig	3–5 %
Segmentkernige neutrophile Granulozyten	In zwei bis vier Abschnitte unterteilt.	violett	rosa	feinkörnig	50–70 %
	Wenn der Kern mehr als vier Segmente besitzt, ist die Zelle überaltert und heißt übersegmentierter neutrophiler Granulozyt.				
Eosinophile Granulozyten	in Abschnitte unterteilt, oft brillenförmig	violett	gelblich	grobkörnig, rötlich-bräunlich	2–4 %
Basophile Granulozyten	kleeblattförmig	violett	gelblich	grobkörnig, intensiv blaue Färbung. Die Granula überlagern oft den Kern.	0–1 %
Monozyten	gelappt	violett	blau-grau	sehr feinkörnig, rötlich	3–8 %
	Monozyten sind die größten Leukozyten, sie sind etwa 1/3 größer als Segmentkernige.				
Lymphozyten	rund	violett	bläulich	keine	20–40 %

Tabelle 44.1 Charakteristika reifer Leukozytenarten (hauptsächliche Unterscheidungsmerkmale sind markiert).

Abweichungen von der normalen Verteilung. Tabelle 45.1 zeigt mögliche Abweichungen von der Normalverteilung. Je nach Häufigkeit der Leukozytenarten bei 100 ausgewerteten Zellen können Schlüsse für eine Diagnose gezogen werden.

Bezeichnung und Erklärung	Beispiele für mögliche Befunde	
Lymphozytose: vermehrtes Auftreten von Lymphozyten, z. B. bei einer chronisch lymphatischen Leukämie	**Leukozytenkonzentration**	**69 000/µl**
	Stabkernige	2 %
	Segmentkernige	25 %
	Eosinophile	0 %
	Basophile	0 %
	Monozyten	3 %
	Lymphozyten	70 %
Monozytose: vermehrtes Auftreten von Monozyten, z. B. bei einer infektiösen Mononucleose	**Leukozytenkonzentration**	**25 000/µl**
	Stabkernige	0 %
	Segmentkernige	18 %
	Eosinophile	2 %
	Basophile	3 %
	Monozyten	20 %
	Lymphozyten	57 %
Eosinophilie: vermehrtes Auftreten von Eosinophilen, z. B. bei Allergien	**Leukozytenkonzentration**	**11 000/µl**
	Stabkernige	2 %
	Segmentkernige	40 %
	Eosinophile	25 %
	Basophile	0 %
	Monozyten	2 %
	Lymphozyten	31 %
Linksverschiebung: vermehrtes Auftreten von unreifen Zellen und Stabkernigen, z. B. bei bakteriellen Infektionen	**Leukozytenkonzentration**	**15 000/µl**
	Unreife Zellen	12 %
	Stabkernige	15 %
	Segmentkernige	42 %
	Eosinophile	1 %
	Basophile	0 %
	Monozyten	0 %
	Lymphozyten	30 %
Agranulozytose: Fehlen aller Granulozyten, z. B. bei Strahlen-, Chemo- oder immunsuppressiver Therapie	**Leukozytenkonzentration**	**2500/µl**
	Stabkernige	0 %
	Segmentkernige	0 %
	Eosinophile	0 %
	Basophile	0 %
	Monozyten	5 %
	Lymphozyten	95 %

Tabelle 45.1 Mögliche Abweichungen vom normalen Blutbild (relevante Abweichungen sind markiert).

2.7.3 Erythrozyten

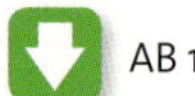
AB 17

Veränderungen von Erythrozyten. Auch die Erythrozyten werden bei der Differenzierung des Blutausstriches beurteilt. Sie werden aber nicht ausgezählt, sondern auf Veränderungen von Größe, Form und Färbung untersucht (Tabelle 46.1). Sollten dort Veränderungen vorliegen, müssen diese notiert werden, weil sie für die Differenzialdiagnostik von Anämien wichtig sind.

Veränderungen der Größe		
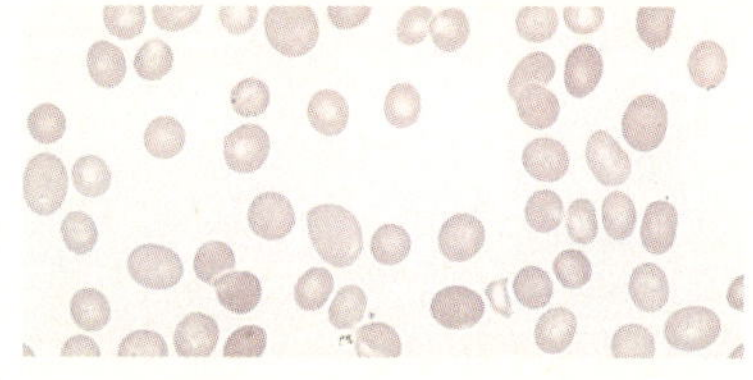		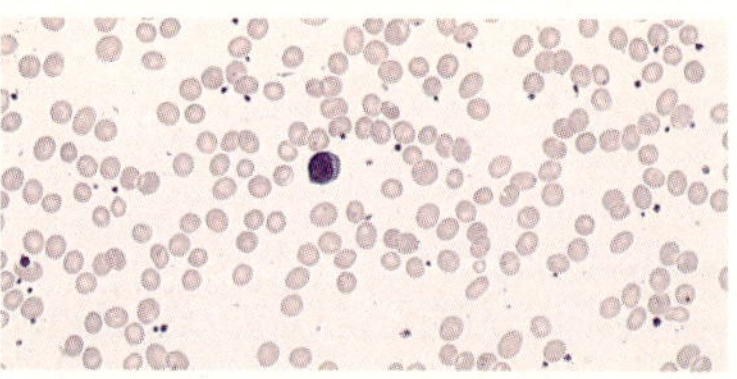
Anisozytose: verschieden große Erythrozyten	**Makrozytose:** vergrößerte Erythrozyten, MCV erhöht	**Mikrozytose:** Erythrozyten sind kleiner als normal, MCV vermindert

Veränderungen der Form			
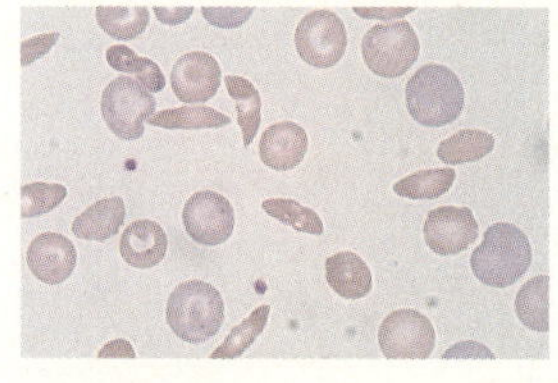	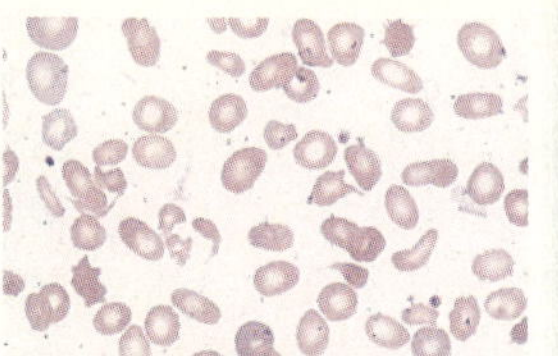	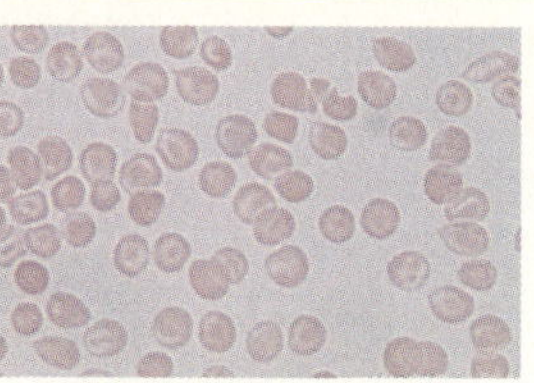	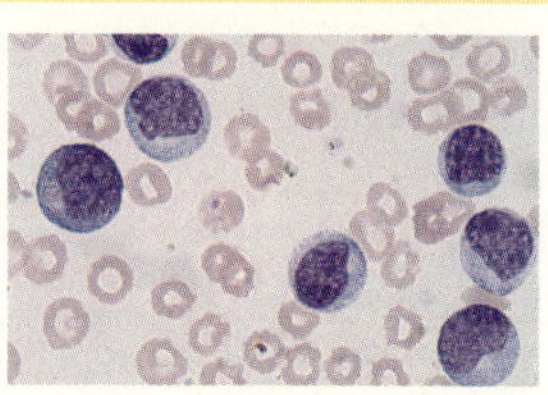
Sichelzellen: Erythrozyten haben eine sichelartige Form	**Poikilozytose:** Erythrozyten sind verschiedenartig geformt (von gr. poikilo = bunt, mannigfaltig)	**Targetzellen:** Erythrozyten haben einen rot eingefärbten wulstigen Rand und einen Punkt in der Mitte (von engl. target = Ziel i. S. von Zielscheibe)	**Stechapfelform:** entsteht meist durch zu schnelle Trocknung von Blutausstrichen

Veränderungen der Färbung		
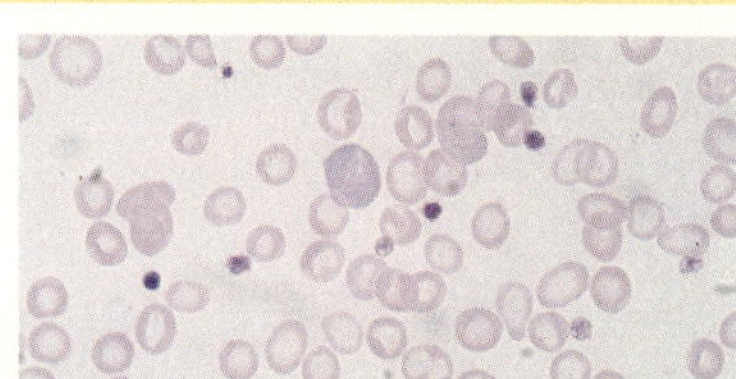	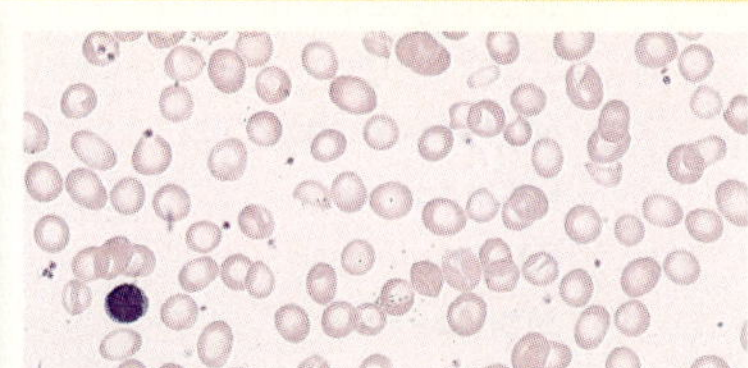	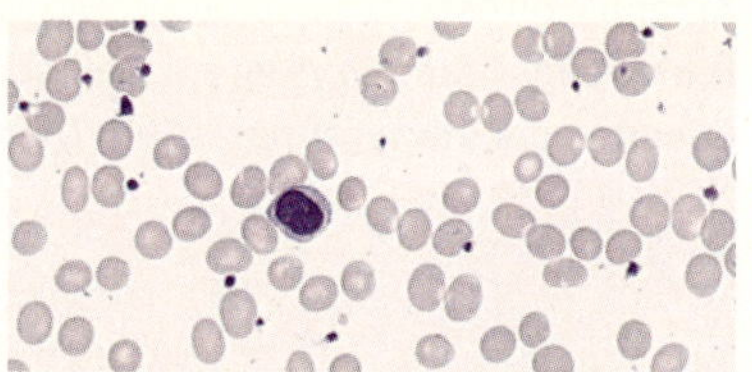
polychrome Zellen: Erythrozyten sind in unterschiedlichen Farbschattierungen angefärbt	**hypochrome Erythrozyten (Anulozyten):** enthalten Hämoglobin nur im Randbereich, haben deshalb eine große zentrale Aufhellung, MCH vermindert	**hyperchrome Erythrozyten:** enthalten viel Hämoglobin, die zentrale Aufhellung ist geringer oder fehlt ganz, MCH erhöht

Tabelle 46.1 Veränderungen der Erythrozyten im Blutausstrich.

3 Blutentnahmesysteme

Es gibt zwei unterschiedliche Blutentnahmesysteme, die in vielen Arztpraxen parallel verwendet werden. Sie bestehen aus Blutentnahmeröhrchen mit verschiedenen Kappenfarben und verschiedenen Zusätzen sowie den dazu passenden Sicherheitskanülen, Butterfly-Kanülen und Adaptern.

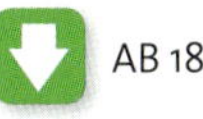

3.1 Aspirationssysteme

Bei den Aspirationssystemen verwendet man zur Blutentnahme Röhrchen, die ähnlich wie eine Spritze aufgebaut sind. Während der Blutabnahme muss man den Kolben langsam nach hinten ziehen (aspirieren), damit das Blut ohne Schaumbildung aus der Vene in das Gehäuse läuft. Für den Transport und die Zentrifugation muss der Kolben nach der Füllung im Boden einrasten und abgebrochen werden.
Ein gängiges Aspirationssystem ist das S-Monovetten®-System.

3.2 Vakuumsysteme

Bei den Vakuumsystemen herrscht im Blutentnahmeröhrchen ein geringer Unterdruck. Dadurch füllt sich das Röhrchen während der Abnahme selbsttätig. Der Unterdruck ist so gering, dass keine Schaumbildung auftritt.

Ein gängiges Vakuumsystem ist das Vacutainer®-System. Zur Blutabnahme verwendet man eine Adapterhülse, auf den die Sicherheitskanüle aufgeschraubt wird.

Auch das S-Monovetten®-System kann als Vakuum-System benutzt werden.

Tabelle 47.1 zeigt ausgewählte Röhrchen beider Systeme.

Serum: flüssiger Anteil des Blutes, der nach dem Zentrifugieren als „Überstand" über dem Bodensatz steht

Gewinnung von / Bestimmung von	S-Monovetten®-System	Vacutainer®-System
Serum	Kappe weiß Gelröhrchen: Kappe braun	Stopfen rot Gelröhrchen: Verschluss goldgelb
Citrat-Blut, z. B. zur Bestimmung der BSG in der Praxis	Kappe violett (S-Sedivette)	Stopfen schwarz
Citrat-Blut, z. B. zur Quick-Wert-Bestimmung	Kappe grün	Stopfen hellblau
heparinisiertes Blut, z. B. zur Blutgasanalyse	Kappe orange	Stopfen grün
EDTA-Blut, z. B. zur Blutgruppenbestimmung, für großes Blutbild	Kappe rot	Stopfen violett
Fluorid-EDTA-Blut / Natrium-Fluorid-Blut, z. B. zur Blutzuckerbestimmung , stabil für 24 Stunden	Kappe gelb	Stopfen grau
Fluorid-Citrat-Blut, Natrium-Fluorid-Blut, z. B. zur Blutzuckerbestimmung während der Schwangerschaft, stabil für 48 Stunden	Kappe grau	Stopfen grau durchsichtig

Tabelle 47.1 Ausgewählte Röhrchen des S-Monovetten®-Systems und des Vacutainer®-Systems.

3.3 Zusätze

Kaolin: eisenfreies weißes Gestein; Porzellanerde

Glykolyse: Abbau der Glucose

In vielen Blutentnahmeröhrchen sind Zusätze enthalten, die entweder die Gerinnung hemmen (Antikoagulanzien) oder sie fördern.

Die Röhrchen für die Gewinnung von Serum enthalten häufig Trennkügelchen oder Trenngel zur besseren Trennung von Serum und Blutkuchen beim Zentrifugieren sowie Kaolinpulver zur Förderung der Gerinnung.

Für die Durchführung bestimmter Laboruntersuchungen darf das Blut nicht gerinnen. Deshalb werden dem Blut direkt nach der Entnahme Antikoagulanzien zugesetzt oder das Blut wird in Röhrchen gegeben, in denen sich Gerinnungshemmer befinden.

Im ärztlichen Labor werden verschiedene chemische Substanzen benutzt, um die Gerinnung des abgenommenen Blutes zu verhindern:

- EDTA hemmt die Blutgerinnung, verdünnt das Blut nicht.
- (Lithium-)Heparin hemmt die Gerinnung, verdünnt das Blut nicht.
- Natriumcitrat hemmt die Blutgerinnung und verdünnt das Blut.
- Natrium-Fluorid hemmt die Glykolyse nach etwa 4 Stunden, Citrat-Fluorid hemmt sie sofort nach der Blutentnahme. Deshalb sind viele Labore dazu übergegangen, die Glucosebestimmung nur noch aus Citrat-Fluorid-Röhrchen durchzuführen.

4 Blutentnahmetechniken

Es gibt drei Möglichkeiten Blut abzunehmen:

- kapillär,
- venös und
- arteriell.

Am häufigsten wird Blut kapillär und venös gewonnen. Diese Blutentnahmetechniken können an die MFA delegiert werden. Die arterielle Gewinnung wird nur vom Arzt durchgeführt.

4.1 Kapilläre Blutentnahme

Glucosebestimmung ▶ S. 82

Blutgasanalyse ▶ S. 58

Die kapilläre Blutentnahme ist sinnvoll, wenn man nur eine geringe Menge Blut benötigt und dieses sofort weiterverarbeitet wird. Dies kann der Fall sein bei einer Glucosebestimmung, der Hämoglobinbestimmung bei der Mutterschaftsvorsorge oder der Blutgasanalyse.

Geeignete Entnahmestellen sind die Ohrläppchen und die Fingerbeere (Ringfinger, seitlich außen einstechen). Bei Säuglingen wird häufig die Ferse benutzt (Bild 48.1).

Für die Durchführung einer kapillären Blutentnahme benötigt man:

- Hautdesinfektionsmittel,
- Safety-Lanzette,
- mehrere Tupfer,
- evtl. Teststreifen für die Untersuchung bzw. Kapillarröhrchen,
- Pflaster,
- evtl. Zellstoff zum Abdecken der Kleidung,
- Abwurfbehälter,
- Schutzkleidung zum Eigenschutz.

Wenn die Einstichstelle vor der Entnahme zu kalt ist, muss man sie anwärmen, damit nach dem Einstich genügend Blut (ohne Drücken bzw. Quetschen der Stelle) zur Verfügung steht. Anwärmen kann man z. B. durch Reiben des Ohrläppchens oder Eintauchen der Hand in warmes Wasser. Häufig werden durchblutungsfördernde Salben auf die Einstichstelle gebracht.

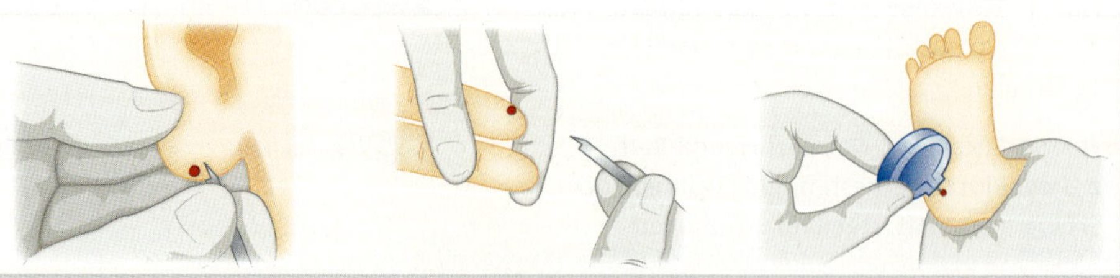

Bild 48.1 Mögliche Abnahmestellen bei der kapillären Blutentnahme.

Dann muss der Patient unbedingt vorab gefragt werden, ob er allergisch gegen die Inhaltsstoffe der Salben ist oder ob die Haut empfindlich reagieren könnte. Wenn dies der Fall ist, dürfen solche Salben nicht verwendet werden.

Wird die Blutentnahme am Ohrläppchen durchgeführt, muss die Schulter auf der betreffenden Seite mit einem Zellstofftuch abgedeckt werden, damit evtl. herabtropfendes Blut die Kleidung des Patienten nicht beschmutzt.

Durchführung der kapillären Blutentnahme. Die kapilläre Blutentnahme wird wie folgt durchgeführt (Bild 49.1):

- Nach der Desinfektion wird mit der Safety-Lanzette einmal kurz, aber tief genug zugestochen (a).
- Der erste austretende Blutstropfen wird mit einem trockenen Tupfer abgewischt (b). Würde man diesen Tropfen analysieren, so könnten durch Desinfektionsmittel- und Zellreste verfälschte Werte entstehen.
- Die weiteren austretenden Blutstropfen werden für die Untersuchungen verwendet, z. B. indem ein Kapillarröhrchen gefüllt wird (c). Man darf die Einstichstelle nicht drücken oder quetschen, dies führt zu verfälschten Ergebnissen, weil sich ein zu hoher Anteil an Zwischenzellflüssigkeit in den dann austretenden Blutstropfen befindet.
- Nachdem z. B. die Kapillarröhrchen gefüllt sind, wird ein trockener Tupfer auf die Einstichstelle gelegt (d).
- Man bittet üblicherweise den Patienten, diesen Tupfer dort für einige Minuten festzuhalten.
- Nach dieser Zeitspanne erhält der Patient ein Pflaster.

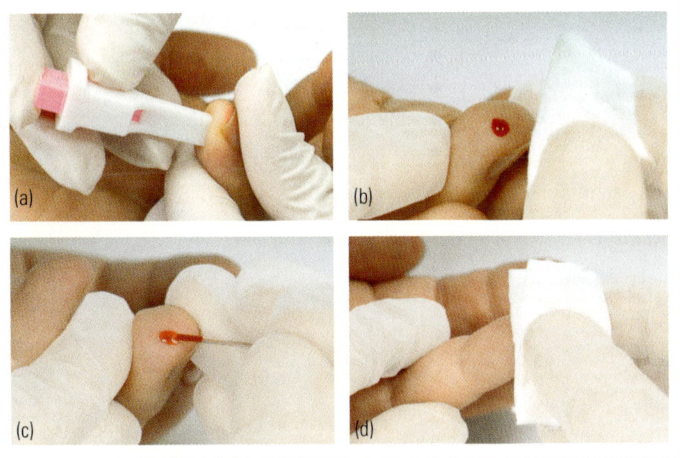

Bild 49.1. Durchführung der kapillären Blutentnahme.

4.2 Venöse Blutentnahme

Die Venenpunktion (venöse Blutentnahme) ist sinnvoll, wenn man für Untersuchungen größere Blutmengen benötigt, die in verschieden präparierte Röhrchen gefüllt werden. Sie werden an Großlabore zur Analyse geschickt.

Zur venösen Blutentnahme werden oberflächlich gelegene Venen punktiert. Am häufigsten wird die mittlere Armvene benutzt. Man kann Venenpunktionen aber auch auf dem Hand- oder Fußrücken durchführen (Bild 49.2).

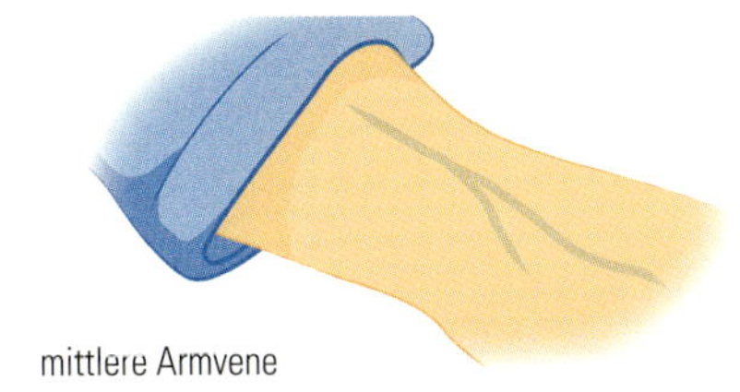

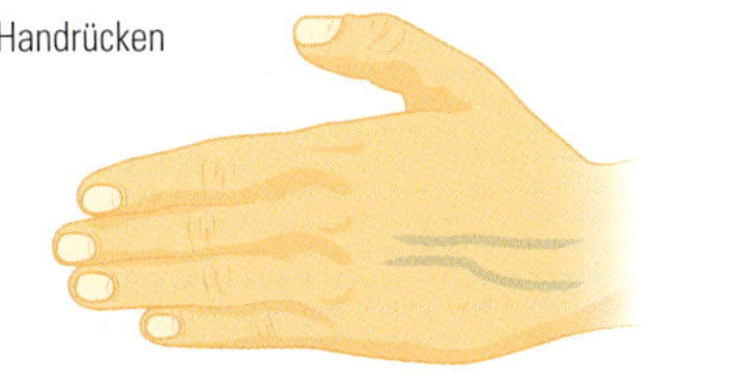

Bild 49.2 Ausgewählte Punktionsstellen für die venöse Blutentnahme.

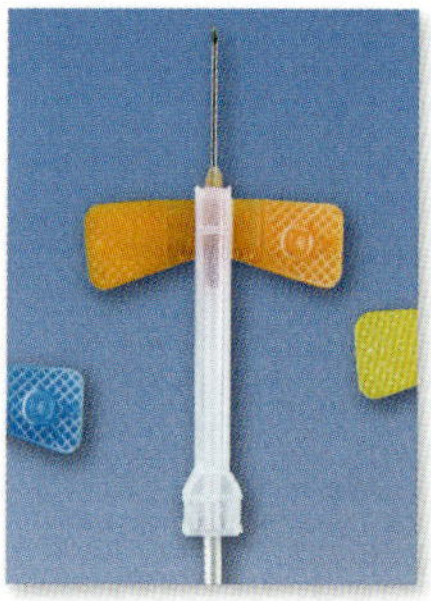

Bild 50.1 Safety-Multifly®-Kanüle mit integriertem Adapter.

Materialien. Für die Punktion der Vene benötigt man:

- Hautdesinfektionsmittel,
- Blutentnahmeröhrchen,
- Safety-Kanülen, evtl. Butterfly-Kanülen (Bild 50.1) in der entsprechenden Kanülenstärke,
- evtl. Adapter,
- Venenstaubinde,
- keimarme Tupfer,
- Pflaster,
- evtl. Polsterkeil,
- Abwurfbehälter, z. B. Entsorgungsbox,
- Schutzkleidung zum Eigenschutz.

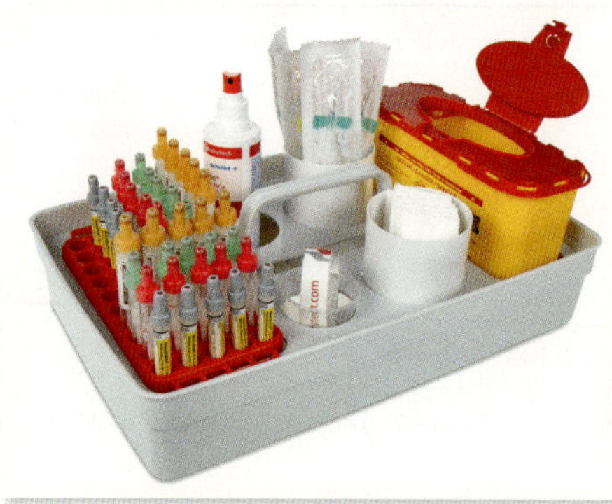

Bild 50.2 Blutentnahmetablett (Safety-Tray).

Diese Materialien werden auf ein Blutentnahmetablett (Safety-Tray) gelegt (Bild 50.2). Dadurch hat man alle Materialien griffbereit, sie können nicht wegrutschen oder herunterfallen und man kann die Kanülen sofort nach der Entnahme vorschriftsgemäß entsorgen.

Durchführung mit dem S-Monovetten®-System. Die Blutentnahme nach dem Aspirationsprinzip wird wie folgt durchgeführt (Bild 50.3):

- Zunächst die Hände desinfizieren und Handschuhe anziehen.
- Vene an der möglichen Einstichstelle ertasten (a). Die Einstichstelle desinfizieren, dabei abhängig vom Desinfektionsmittel auf die Einwirkzeit achten, trocknen lassen. Soll Blut für eine Ethanol-Bestimmung abgenommen werden, darf die Haut nicht mit einem alkoholhaltigen Desinfektionsmittel desinfiziert werden.
- S-Monovette® in den Halter der Safety-Kanüle schieben und mit einer Viertel Drehung im Uhrzeigersinn befestigen (arretieren) (b).
- Venenstaubinde etwa eine Handbreit oberhalb der Einstichstelle anbringen (c). Beim Festziehen ein oder zwei Finger unterlegen, damit die Haut nicht eingequetscht wird.

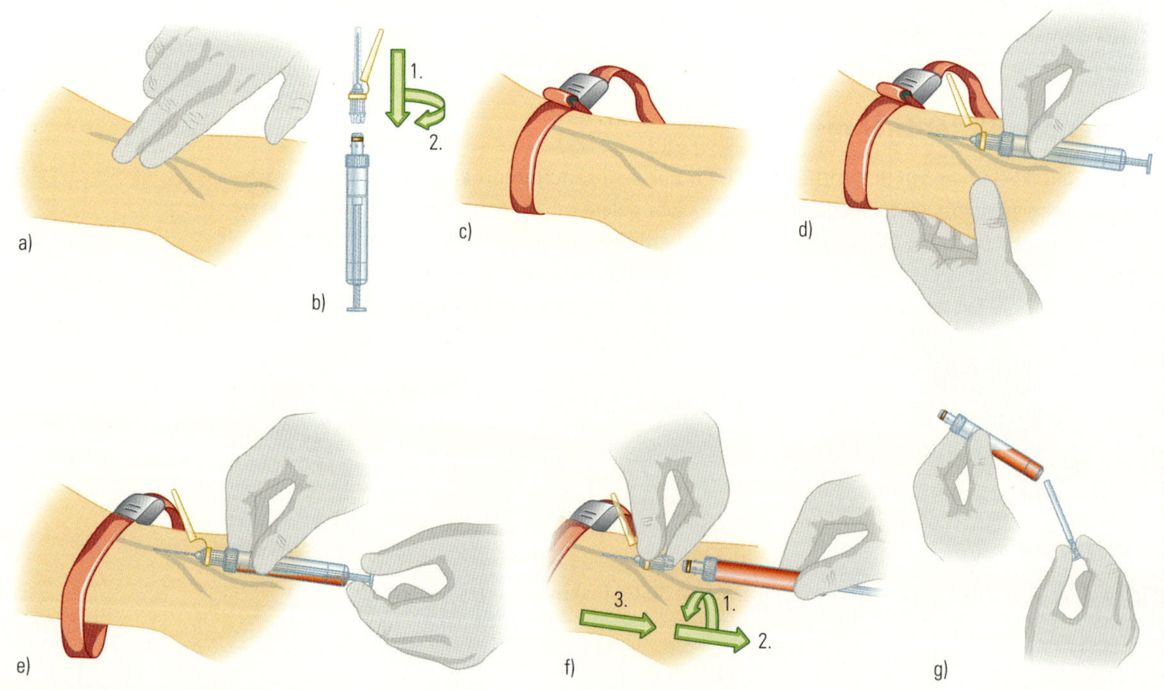

Bild 50.3 Venenpunktion mit dem S-Monovetten®-System.

Die Stauung sollte maximal eine Minute anhalten und während der Entnahme des ersten Blutentnahmeröhrchens gelöst werden.

- Schutzkappe entfernen, Vene mit der Kanülenöffnung nach oben (Sicherheitsschutz nach rechts) in einem Winkel von weniger als 30 ° punktieren (d). Bei Rollvenen wird die Haut um die Vene etwas straff gezogen, weil dann die Vene nicht so leicht wegrutschen kann.
- Bei erfolgreicher Punktion (Blut fließt in das Röhrchen) Stauung lösen und das erste Röhrchen durch langsames Zurückziehen des Kolbens behutsam füllen (e).
- Das gefüllte Röhrchen mit einer Viertel Drehung entgegen des Uhrzeigersinns von der Kanüle lösen und sofort ein- bis zweimal schwenken. Dann aufrecht stehend lagern.
- Nächstes Röhrchen in den Halter einführen, mit einer Viertel Drehung einrasten lassen. Auf diese Art werden die benötigten Röhrchen gefüllt. Nachdem das letzte Röhrchen gefüllt ist, wird dieses von der Kanüle getrennt (f).
- Tupfer über die Einstichstelle legen und die Safety-Kanüle zügig entfernen. Während die Kanüle aus der Vene gezogen wird, den Druck auf die Einstichstelle mit dem Tupfer verstärken. Der Patient drückt dann den Tupfer für einige Minuten auf die Einstichstelle und streckt den Arm dabei.
- Den Sicherheitsschutz der Kanüle auf einer stabilen Unterlage oder mit dem Zeigefinger aktivieren. Die Kanüle entsorgen.
- Die Kolben der gefüllten Röhrchen hörbar in die Endposition einrasten („Knack") und die Kolbenstange abbrechen („Knick") (g) und nach den Vorschriften des Großlabors bis zur Abholung / Weiterverarbeitung lagern.

Durchführung mit dem Vacutainer®-System. Die Blutentnahme wird folgendermaßen durchgeführt (Bild 51.1):

- Hände desinfizieren und Handschuhe anziehen.
- Vene an der möglichen Einstichstelle ertasten (a). Die Einstichstelle desinfizieren, dabei abhängig vom Desinfektionsmittel auf die Einwirkzeit achten, trocknen lassen. Soll Blut für eine Ethanol-Bestimmung abgenommen werden, darf die Haut nicht mit einem alkoholhaltigen Desinfektionsmittel desinfiziert werden.

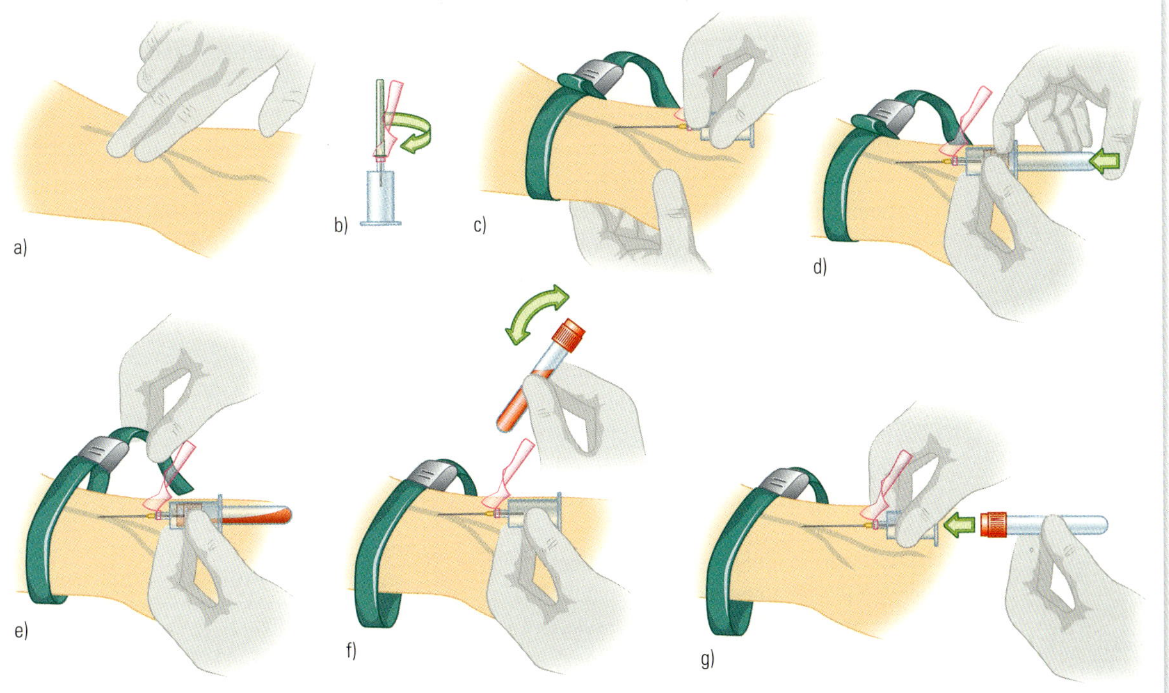

Bild 51.1 Venenpunktion mit dem Vacutainer®-System.

- Kanüle auf die Adapterhülse drehen und das Schutzschild nach hinten legen (b).
- Venenstaubinde etwa eine Handbreit oberhalb der Einstichstelle anbringen. Beim Festziehen ein oder zwei Finger unterlegen, damit die Haut des Patienten nicht eingequetscht wird. Die Stauung sollte maximal eine Minute anhalten und während der Entnahme des ersten Blutentnahmeröhrchens gelöst werden.
- Schutzkappe der Kanüle entfernen, Vene mit der Kanülenöffnung nach oben in einem Winkel von weniger als 30 ° punktieren (c).
- Adapterhülse mit einer Hand festhalten. Mit der anderen Hand das Röhrchen, das gefüllt werden soll, in die Adapterhülse schieben und vollständig eindrücken (d).
- Stauung lösen. Das Röhrchen füllt sich selbsttätig, wenn die Vene getroffen wurde (e).
- Gefülltes Röhrchen vorsichtig aus der Adapterhülse ziehen und sofort ein- bis zweimal schwenken (f).
- Weitere Röhrchen nacheinander in die Adapterhülse schieben und eindrücken (g).
- Nach dem Entfernen des letzten gefüllten Röhrchens einen Tupfer über die Einstichstelle legen und die Kanüle mit der Adapterhülse zügig entfernen, Kanülenschutzschild einrasten. Danach den Druck auf die Einstichstelle mit dem Tupfer verstärken. Der Patient drückt dann den Tupfer für einige Minuten bei gestrecktem Arm auf die Einstichstelle.

BSG ▶ S. 87

Vakuumprinzip mithilfe des S-Monovetten®-Systems. Wenn man die Blutentnahme nach dem Vakuumprinzip mithilfe des S-Monovetten®-Systems durchführen möchte, bereitet man zunächst die Röhrchen vor. Der Kolben wird so weit nach hinten gezogen, bis er wahrnehmbar einrastet. Dann wird er abgeknickt. Nun wird die Vene punktiert. Die Röhrchen werden nacheinander auf die Kanüle gesetzt bzw. gewechselt wie beschrieben. Sie füllen sich selbsttätig.

Besondere Maßnahmen. Bei Patienten, die Gerinnungshemmer einnehmen (z. B. Marcumar® oder ASS), legen Sie nach der Blutentnahme ein oder zwei Zellstofftupfer fest auf die Einstichstelle und befestigen diese mit dem Stauschlauch. Nach etwa fünf Minuten kleben Sie einen gefalteten Zellstofftupfer mit Fixierpflaster fest auf die Einstichstelle.

Patienten, die Sie nicht kennen, sollten bei der Blutentnahme auf jeden Fall liegen. Dies gilt auch für kreislauflabile Patienten.

Patienten mit sehr dünnen Venen sollten vor der Blutentnahme reichlich Wasser oder Mineralwasser trinken, auf jeden Fall muss dies aber vom Arzt angeordnet bzw. mit ihm abgesprochen werden. Bei Patienten, die häufiger erbrochen haben oder an Durchfall leiden, ist die Blutentnahme aufgrund der Austrocknung mitunter schwierig. Falls es möglich ist, sollten auch diese Patienten Wasser trinken. Die Venenpunktion kann dann mit einer dünneren Butterfly-Kanüle durchgeführt werden.

Reihenfolge bei der Füllung der Röhrchen. Sind mehrere Röhrchen mit Blut zu füllen, empfehlen Großlabore folgende Reihenfolge:

1. Röhrchen / Flaschen für Blutkultur, z. B. für mikrobiologische Untersuchungen
2. Röhrchen für die Serumgewinnung
3. Natrium-Citrat-Röhrchen (z. B. für Gerinnungsanalysen und die BSG)
4. Heparinröhrchen
5. EDTA-Röhrchen
6. Fluorid-Röhrchen
7. Röhrchen mit weiteren Stabilisatoren

Wenn man diese Reihenfolge einhält, kommt es nicht zu einer Verunreinigung mit Gewebefaktoren wie etwa Gewebethromboplastin. Dies würde z. B. die Werte von Gerinnungsuntersuchungen verfälschen.

Wenn man Blut ausschließlich für Gerinnungsuntersuchungen abnimmt, muss man vorher ein anderes Röhrchen (z. B. Serumröhrchen) mit ein wenig Blut füllen, um eine Kontamination wie oben beschrieben zu vermeiden.

> Die Reihenfolge der Röhrchen können Sie sich anhand der Abkürzung SCHEF merken:
> Serum – Citrat – Heparin – EDTA – Fluorid.

4.3 Hinweise für die Vorbereitung von Blutuntersuchungen

Grundsätzliches

Manche Medikamente führen zu einer Veränderung von Blutwerten. Der Arzt muss entscheiden, ob der Patient vor der Blutentnahme seine Medikamente einnehmen darf oder nicht.

Große körperliche Anstrengungen (z. B. morgendliches Joggen, Marathonläufe) führen zu einer Erhöhung der CK-, GOT- und LDH-Werte. Wenn der Arzt die Untersuchung dieser Parameter anordnet, ist der Patient darüber aufzuklären, dass er solche Anstrengungen unterlassen muss.

Werden bei einem Patienten zusätzlich andere Maßnahmen (z. B. Injektionen) durchgeführt, muss man zuerst das Blut abnehmen. Erst dann erfolgen Injektionen, die beim Patienten zu körperlichem Stress führen. Verfährt man umgekehrt, können CK-, GOT / AST- und LDH-Werte erhöht sein.

Normalerweise müssen Patienten nüchtern zur Blutentnahme erscheinen. Nüchtern bedeutet, dass der Patient zuletzt vor 12 bis 15 Stunden Nahrung zu sich genommen und in den letzten drei Tagen vor der Blutentnahme keine großen Mengen an Alkohol getrunken hat. Zur Blutentnahme eignet sich die Zeit zwischen sieben und neun Uhr morgens am besten, weil der Patient danach frühstücken kann. Manchen Patienten muss man erklären, dass der Begriff „nüchtern" sich nicht nur auf den Alkoholkonsum bezieht, sondern auf die Nahrungsaufnahme.

Im Zusammenhang mit der Blutentnahme

Vor der Blutentnahme sollte der Patient fünf bis zehn Minuten ruhen (im Sitzen oder Liegen). Sonst könnten evtl. Werte wie CK, LDH oder GOT / AST verfälscht sein.

Die Blutentnahmekanüle darf vor der Entnahme nicht geknickt werden, weil dadurch das Material der Kanüle (Edelstahl) beschädigt werden kann, was die Ergebnisse verfälschen könnte.

Eine Verwechslung der Blutröhrchen kann schwerwiegende Folgen haben, weil dadurch z. B. Diagnosen gestellt werden, die für diesen Patienten nicht zutreffen. Deshalb ist es sinnvoll, die für die Blutentnahme benötigten Röhrchen im Beisein des Patienten direkt vor der Blutentnahme mit dem Barcode zu versehen. Die Laborbegleitpapiere füllt man dann ebenfalls aus. Durch Befragen des Patienten können die Daten auf diesen Formularen noch einmal überprüft werden, z. B. während das Desinfektionsmittel an der Einstichstelle wirkt.

Röhrchen, die Antikoagulanzien enthalten, müssen sofort nach der Füllung mit Blut geschwenkt werden, weil es sonst zu einer teilweisen Blutgerinnung kommen kann. Dann können die geforderten Untersuchungen nicht mehr durchgeführt werden.

Serum-/Serum-Gel-Röhrchen nach der Blutentnahme so schnell wie möglich aufrecht hinstellen, z. B. in einen Reagenzglasständer. Nur dann kann die Gerinnung vollständig ablaufen und das entstandene Serum gut abpipettiert werden.

Vor dem Versand

Manchmal ist es notwendig, Serum bzw. Plasma schon in der Praxis zu gewinnen, weil z. B. bis zum Transport in das Großlabor zu viel Zeit vergehen würde. Dazu müssen die Röhrchen zentrifugiert werden. Serumröhrchen/Serum-Gel-Röhrchen werden zunächst 30 Minuten stehend gelagert, damit die Gerinnung vollständig ablaufen kann, dann zentrifugiert man sie mindestens 10 Minuten bei mindestens 1500 x *g*. Zur Plasmagewinnung muss man die Blutprobe sofort nach der Blutentnahme durch Schwenken gut durchmischen und dann rasch für mindestens 15 Minuten bei 2000 bis 3000 x *g* zentrifugieren. Danach pipettiert man das entstandene Serum bzw. Plasma in Röhrchen. Die Serum- bzw. Plasmaröhrchen müssen eindeutig gekennzeichnet werden.

Blutproben dürfen nicht dem Sonnenlicht ausgesetzt werden, weil hierdurch Werte verändert werden, z. B. der Bilirubinwert oder die Werte für die Vitamine A, B, E und K.

Die Proben werden bis zum Versand bzw. bis zur Abholung durch das Labor so aufbewahrt, wie das Labor dies vorschreibt. Einige Proben darf man nicht im Kühlschrank aufbewahren, z. B. EDTA-Röhrchen für die Blutbildbestimmung oder für die Bestimmung des HLA27. Andere Proben müssen sofort nach der Blutentnahme tiefgefroren werden, weil sonst die Substanzen, die untersucht werden sollen, nicht stabil bleiben. Dies ist z. B. der Fall bei der Bestimmung von ACTH.

5 Laboruntersuchungen zur Diagnostik eines Myokardinfarktes

AB 19

D-Dimer-Aussprache: das e wird lang gesprochen

Kommen Patienten mit Verdacht auf einen Myokardinfarkt (Herzinfarkt) in die Praxis, so ist schnelles Handeln notwendig. Je nach Zeitpunkt und Art des Infarktes ist ein EKG allein nicht aussagekräftig genug. Zur Bestätigung eines Herzinfarktes benötigt man auch spezielle Laborparameter. Man untersucht meistens die Creatinkinase (CK) und das Troponin. Wurde der Herzinfarkt durch einen Thrombus ausgelöst, bestimmt man zusätzlich noch das D-Dimer.

5.1 Bestimmung der Creatinkinase (CK) mit einem Reflektionsfotometer

Reflektionsfotometer ▶ S. 8

Creatinkinase befindet sich in allen Muskelzellen. Sterben Muskelzellen bei einem Herzinfarkt ab, tritt dieses Enzym aus den Zellen heraus und lässt sich im Blut vermehrt nachweisen. Eine Erhöhung der CK erfolgt ca. 6 Stunden nach dem Herzinfarkt.

Man unterscheidet bei der CK drei verschiedene Untereinheiten:

- CK-MB ist die herzmuskelspezifische CK,
- CK-MM findet man bei vermehrten Muskulaturabbau,
- CK-BB findet sich in Gehirnzellen.

Rili-BÄK

Enzyme wie die CK sind sehr empfindlich und werden im Körper schnell abgebaut. Daher ist CK nur 36 bis 72 Stunden nach dem Herzinfarkt noch erhöht im Blut vorhanden (Bild 54.1).

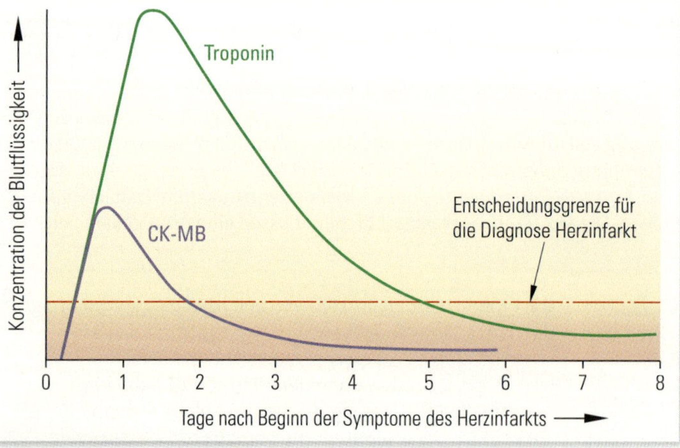

Bild 54.1 Verlauf von Herzmarkern nach einem Herzinfarkt.

Für die Bestimmung der CK muss man hämolysefreies Serum verwenden. Da das Ergebnis auch stark von der benutzten Messtemperatur abhängt, werden alle Enzyme bei 37 °C gemessen.

Testprinzip. Die Bestimmung erfolgt in Praxen meist mit einem Reflektionsfotometer.

Testdurchführung. Nachdem das Serum auf das Reaktionsfeld des Teststreifens aufgebracht wurde, wird dieser in das Gerät eingeführt. Anhand des Magnetstreifens auf der Unterseite des Teststreifens erkennt das Gerät, um welche Untersuchung es sich handelt, wie lang die Inkubations-/Reaktionszeit ist und bei welcher Wellenlänge gemessen werden muss. Außerdem enthält der Magnetstreifen die Information über die verwendete Maßeinheit. Während der Reaktionszeit läuft auf dem Testfeld eine chemische Reaktion ab, bei der eine Farbe entsteht. Nun werden Lichtstrahlen einer festgelegten Wellenlänge auf das Reaktionsfeld geworfen. Ein Teil der Lichtstrahlen wird reflektiert, in ein digitales Signal umgewandelt und als Messergebnis angezeigt.

Normbereich CK (Messung bei 37 °C):
Frauen < 170 U/l
Männer < 190 U/l

Hinweis. Bestimmt man die CK mit einem Reflektionsfotometer, müssen die Vorgaben der Bundesärztekammer für Qualitätssicherung (Rili-BÄK) zwingend eingehalten werden.

5.2 Bestimmung des Troponins

Da CK-Werte nicht nur durch einen Herzinfarkt erhöht sein können, ist dieser Parameter für eine Diagnosestellung allein nicht ausreichend. Deshalb wird immer häufiger das Troponin bestimmt.

Troponin ist ein Eiweiß, welches nur in Herzmuskelzellen vorliegt. Eine Bestimmung hat gleich mehrere Vorteile:

- dieser Marker ist spezifisch, d. h., nur ein Zerfall von Herzmuskelzellen ergibt eine Erhöhung des Troponins.
- Eiweiße sind viel stabiler als Enzyme, deshalb kann man Troponin auch noch mehrere Tage nach dem Herzinfarkt nachweisen (Bild 54.1).

Da Troponin erst 6 Stunden nach dem Herzinfarkt erhöht im Blut nachweisbar ist, darf man den Test nicht zu früh nach einem Herzinfarkt durchführen. Das Ergebnis fiele sonst fälschlicherweise negativ aus.

Testprinzip. Die Bestimmung von Troponin erfolgt meistens durch einen immunologischen Schnelltest (POCT, Bild 55.1). Der Vorteil ist, dass man kapilläres Blut verwenden kann und das sichere Ergebnis noch in der Praxis erhält. Das Ergebnis ist allerdings nur qualitativ.

Für ein quantitatives Ergebnis muss Serum in ein Labor gesendet werden.

Testdurchführung:

- Als erstes legt man alle benötigten Materialien für die kapilläre Blutentnahme und die Testkassetten bereit. Die Testkassetten sollen Raumtemperatur haben.
- Man benötigt für den Troponinschnelltest ca. 100 µl Kapillarblut, deshalb sollte die Blutentnahmestelle gut hyperämisiert werden.
- Dann führt man die kapilläre Blutentnahme durch und verwirft den ersten austretenden Blutstropfen.
- Je nach Test entnimmt man das Blut mithilfe eines heparinisierten Kapillarröhrchens oder tropft das Blut direkt in das Probenfeld. Man kann auch hämolysefreies Serum benutzen.
- Dann stellt man einen Kurzzeitwecker auf 10 Minuten.
- Nach Ablauf der Zeit kann der Test abgelesen werden.

Hyperämie: verstärkte / gesteigerte Durchblutung

Zur Beurteilung ist es wichtig, dass der Kontrollstreifen (Zone C) eindeutig zu sehen ist. Dieser zeigt an, dass der Test richtig abgelaufen ist. Ist der Kontrollstreifen nicht zu sehen, darf man das Ergebnis nicht bewerten und der Test muss wiederholt werden.

Sieht man einen zweiten Streifen (Zone T), bedeutet dies, dass Troponin in der Probe nachgewiesen wurde. Der Patient hatte einen Herzinfarkt. Findet man keinen zweiten Streifen, wurde kein Troponin nachgewiesen. Bei Verdacht auf einen Herzinfarkt muss der Test nach einigen Stunden wiederholt werden.

Normwert Troponin: negativ

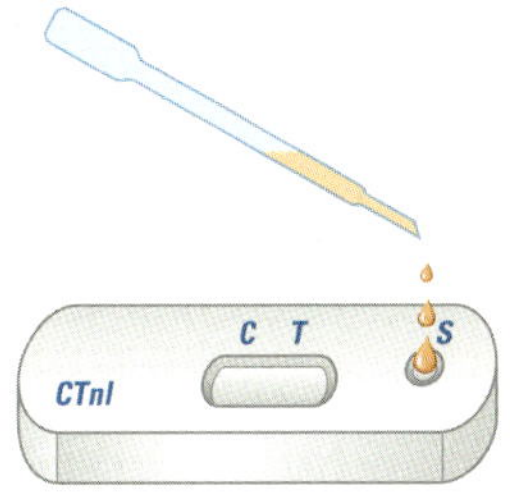

Während des Testdurchlaufs bewegt sich ein violettes Farbsignal über das Ergebnisfenster in der Mitte der Testkassette.

Hinweis: Bewegt sich nach 30 bis 40 Sekunden kein violettes Farbsignal über das Ergebnisfenster, geben Sie noch einen Probentropfen dazu.

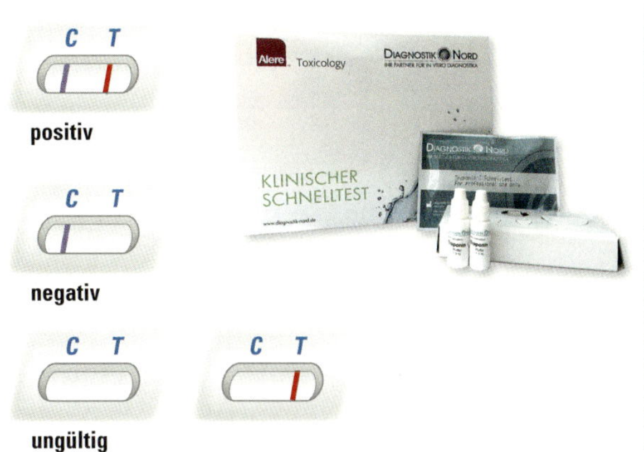

Bild 55.1 Troponinschnelltest.

5.3 Bestimmung des D-Dimers

Besteht der Verdacht, dass der Herzinfarkt durch einen Thrombus ausgelöst wurde, wird auch noch das D-Dimer bestimmt.

Das **D-Dimer** ist ein Spaltprodukt von Fibrin, das entsteht, wenn im Körper eine Gerinnselbildung abläuft. Findet man einen erhöhten D-Dimer-Wert, so hat man einen Hinweis, dass im Körper ein Thrombus entstanden ist.

Testprinzip und Testdurchführung. Der Nachweis von D-Dimer erfolgt mit einem immunologischen Nachweisverfahren. Zur Bestimmung benötigt man Citratblut 1:10.

Einen erhöhten D-Dimer-Wert findet man bei:
- tiefen Beinvenenthrombosen,
- Lungenembolien,
- Herzinfarkt durch Thromben,
- arteriellen Thrombosen.

Auch bei Tumoren kann der D-Dimer-Wert erhöht sein.

Normbereich D-Dimer: < 500 µg/l, je nach Testverfahren und Hersteller gelten unterschiedliche Werte.

5.4 Bestimmung der Thromboplastinzeit / INR

Wurde der Herzinfarkt durch einen Thrombus ausgelöst, erhält der Patient oft Medikamente zur Verzögerung der Blutgerinnung, sogenannten Antikoagulanzien (z. B. Marcumar®). Bei diesen Medikamenten ist es sehr wichtig, dass die Dosis regelmäßig überwacht wird. Eine zu geringe Dosierung kann dazu führen, dass sich wieder ein Thrombus bildet. Eine zu hohe Dosis erhöht die Gefahr einer zerebralen Blutung. Auch die Nahrung spielt bei der Einstellung eine große Rolle. Nahrungsmittel, die viel Vitamin K enthalten (z. B. Kohl, Salat, Steinobst und Innereien), sollten nicht in großer Menge aufgenommen werden, da Vitamin K die Wirkung des Medikamentes aufhebt. Zur Überwachung der Einstellung wird die Thromboplastinzeit / INR bestimmt.

INR: International Normalized Ratio (engl.) = international vereinheitlichte Verhältniszahl

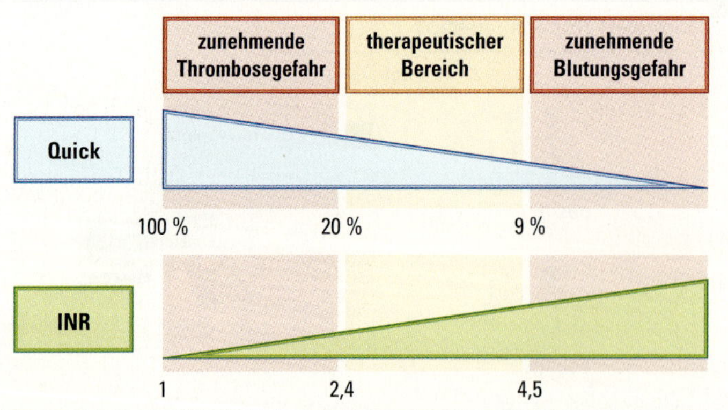

Bild 56.1 Einstellung der Thromboplastinzeit (Quick-Wert) / INR.

Die **Thromboplastinzeit (Quick-Wert)** ist ein Gerinnungswert. Bei Gesunden liegt der Wert zwischen 70 und 130 %. Bei Patienten, die ein Antikoagulanz einnehmen, sollte dieser Wert nicht in Prozent angegeben werden, da jeder Hersteller der Reagenzien eine andere Reagenzzusammensetzung und einen nur für dieses Reagenz erstellten therapeutischen Bereich festgelegt hat. Dadurch wurde es den behandelnden Ärzten erschwert, die Werte aus verschiedenen Laboren richtig zu vergleichen. Deshalb wurde der INR eingeführt.

Der INR ist ein Rechenwert, welcher die Vergleichbarkeit aller Reagenzien von verschiedenen Herstellern ermöglicht. Die Einstellung des INR richtet sich immer nach der Grunderkrankung (Bild 56.1).

Die Ergebnisse des INR werden in den Ausweis für Antikoagulanzienbehandlung eingetragen, den der Patient immer bei sich tragen muss (Bild 57.1).

Testdurchführung. Zur Bestimmung der Thromboplastinzeit benötigt man 1:10 verdünntes Citratblut. Dazu werden neun Volumenanteile Blut mit einem Volumenanteil Natriumcitrat gemischt.

Wie bei allen Gerinnungsuntersuchungen ist es wichtig, dass die Verdünnung stimmt, dass also das Blutentnahmeröhrchen vollständig gefüllt ist. Es muss nach der Blutentnahme geschwenkt und schnellstmöglich ins Labor geschickt werden.

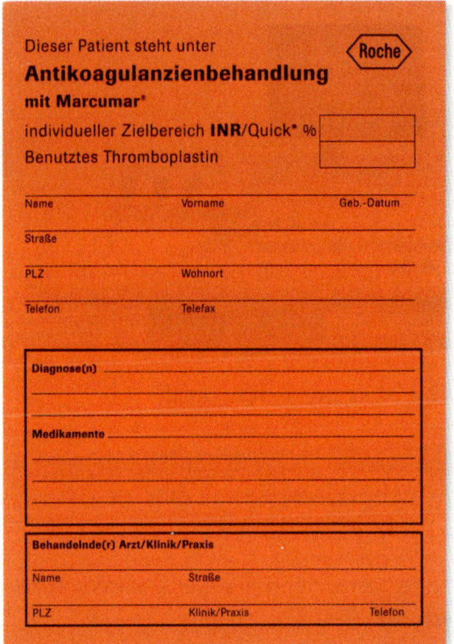

Dieser Patient steht unter
Antikoagulanzienbehandlung
mit Marcumar®
individueller Zielbereich **INR**/Quick* %
Benutztes Thromboplastin

Name | Vorname | Geb.-Datum
Straße
PLZ | Wohnort
Telefon | Telefax

Diagnose(n)

Medikamente

Behandelnde(r) Arzt/Klinik/Praxis
Name | Straße
PLZ | Klinik/Praxis | Telefon

Bild 57.1 Ausweis für Antikoagulanzienbehandlung.

Für Patienten, die Antikoagulanzien einnehmen, gibt es Messgeräte zur Patientenselbstkontrolle (z. B. CoaguChek®, Bild 57.2). Vor der Benutzung müssen sie einen Kurs belegen, in dem sie alles Wichtige über die Handhabung und den Ablauf der Gerinnung lernen.

Für Patienten die keine Medikamente einnehmen, sind diese Geräte nicht zugelassen, da der Messbereich bei 70 % endet.

Datum	INR/ Quick* % Wert	Wochendosis	Dosierung							Bemerkungen
			Mo	Di	Mi	Do	Fr	Sa	So	

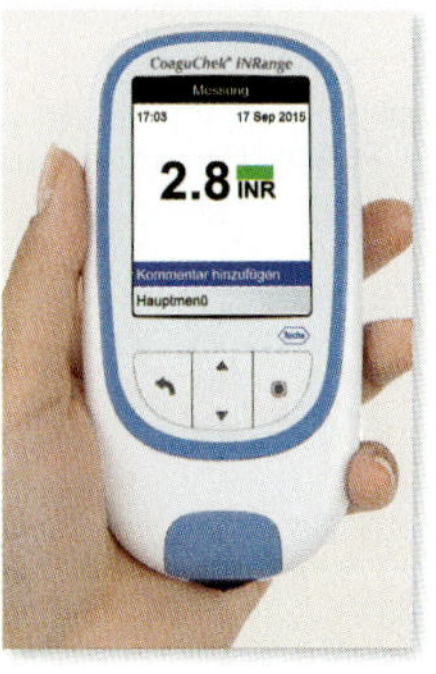

Bild 57.2 CoaguChek®-Gerät.

6 Untersuchungen bei Atemwegserkrankungen

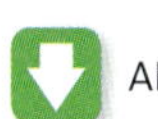

AB 20

6.1 Untersuchung auf SARS-CoV-2

SARS-CoV-2 steht als Abkürzung für **s**evere **a**cute **r**espiratory **s**yndrome **co**rona**v**irus type **2** (schweres-akutes-Atemwegssyndrom-Coronavirus Typ 2). Seit Anfang 2020 ist es als Auslöser der Infektionskrankheit COVID-19 bekannt und breitet sich weltweit aus. Im März 2020 wurde es als pandemisch eingestuft.

Das Virus wird durch Aerosole und Tröpfchen übertragen und hat inzwischen mehrere Varianten gebildet, die zu unterschiedlich schweren Krankheitsverläufen führen. Seit Anfang 2021 gibt es Impfstoffe.

Für die Diagnostik der Erkrankung stehen verschiedene Tests zur Verfügung (Tabelle 57.1).

SARS-CoV-2: severe **a**cute **r**espiratory **s**yndrome **corona**-**v**irus type **2**

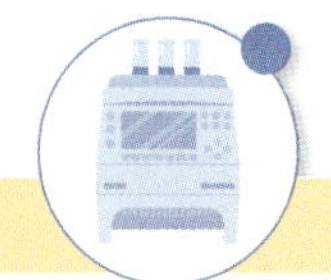

Antigen-Schnelltest		PCR-Test
eigene Anwendung	professionelle Anwendung	professionelle Anwendung
Pro • geringe Kosten • leichte Handhabung • jederzeit Ergebnisse innerhalb von 10 bis 15 Minuten, z. B. vor dem Kontakt mit einer Risikogruppe • kein Labor erforderlich **Contra** • zeitlich begrenzt aussagefähig • Testqualität sehr unterschiedlich • Testqualität für Laien nicht beurteilbar • Gefahr der falschen Durchführung	**Pro** • geringere Kosten • leichte Handhabung • Ergebnis innerhalb von 15 bis 30 Minuten • kein Labor erforderlich **Contra** • zeitlich begrenzt aussagefähig • weniger empfindlich • negatives Ergebnis schließt eine Infektion nicht aus • Bestätigung eines positiven Ergebnisses durch einen PCR-Test	**Pro** • zuverlässigster Test • hohe Empfindlichkeit, auch bei geringer Virusmenge • Ermittlung der Viruslast **Contra** • Auswertung im Labor • Ergebnis erst nach 24 Stunden • keine Aussage, ob jemand noch ansteckend ist • Abstrich unangenehmer • höhere Kosten

Tabelle 57.1 Unterschiedliche Corona-Tests im Vergleich.

6.2 Blutgasanalyse (BGA)

Pulsoximetrie: unblutige, transcutane Messung der Sauerstoffsättigung im Blut

Bei Patienten mit Atemwegserkrankungen ist es wichtig zu wissen, wie hoch die Sauerstoffsättigung im Blut ist. Eine einfache Untersuchung dazu ist die unblutige transcutane Messung mithilfe der Pulsoximetrie. Dabei wird die Lichtabsorption des Hämoglobins mithilfe eines Pulsoximeters (Bild 58.1) gemessen. Es ist ein Standardverfahren zur Basisüberwachung, z. B. im Krankenhaus. Mithilfe der Blutgasanalyse kann man mehr Parameter bestimmen als bei der Pulsoximetrie und so eine genaue Aussage über den Zustand des Gasaustausches in der Lunge treffen. Sie wird bei ungeklärter Atemnot, Mukoviszidose, Asthma bronchiale und COPD (chronisch obstruktiver Lungenerkrankung) zur Diagnostik und Therapiekontrolle von Lungenfachärzten oder in Notaufnahmestationen von Krankenhäusern durchgeführt.

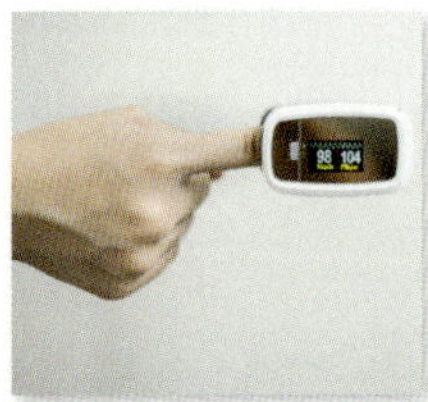

Bild 58.1 Pulsoximeter.

Testdurchführung. In der Praxis wird das Blut für die BGA entweder arteriell (vom Arzt) mit speziellen Abnahmeröhrchen (Bild 58.2) oder kapillär mit Kapillarröhrchen (Bild 58.3) aus dem hyperämisierten Ohrläppchen entnommen. Die Röhrchen sind prinzipiell mit Calcium-balanciertem Heparin beschichtet.

Venöses Blut eignet sich nicht für diese Untersuchung, weil der Sauerstoffgehalt zu gering ist.

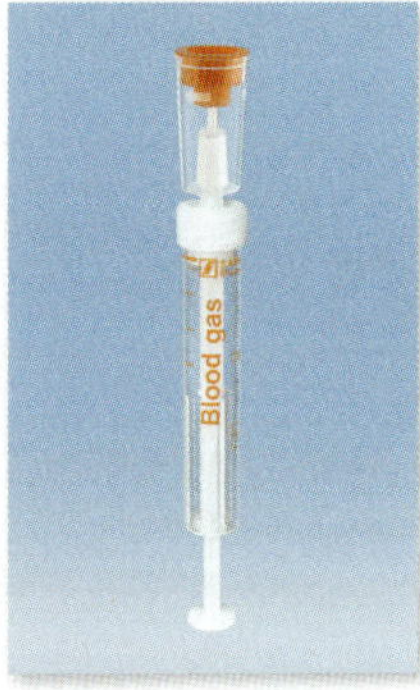

Bild 58.2 Blutgas-Monovette® mit aufgesetztem Entlüfter.

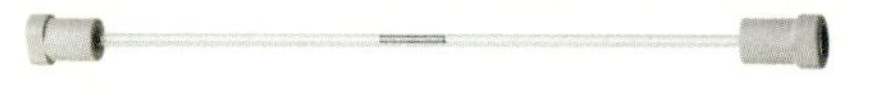

Bild 58.3 Kapillarröhrchen zur Blutgasanalyse (Clinitubes®).

Wenn der Arzt das Blut arteriell abgenommen hat, wird ein Entlüfter auf das Röhrchen aufgesetzt, um die Luft oberhalb des Blutes unmittelbar nach der Blutentnahme ohne Verwendung eines Tupfers herauszudrücken. Zur Durchmischung des Blutes mit dem Gerinnungshemmer Heparin wird das Abnahmeröhrchen in den Handflächen gerollt.

Bei der kapillären Abnahme muss sehr genau darauf geachtet werden, dass keine Luftblasen in die Kapillarröhrchen gelangen. Nachdem diese auf beiden Seiten verschlossen wurden, bewegt man das Blut durch Hin- und Herschwenken, damit das Heparin die Blutgerinnung verhindert.

Hyperventilation: über den Bedarf gesteigerte Beatmung der Lunge

Hypoventilation: verminderte Beatmung der Lunge

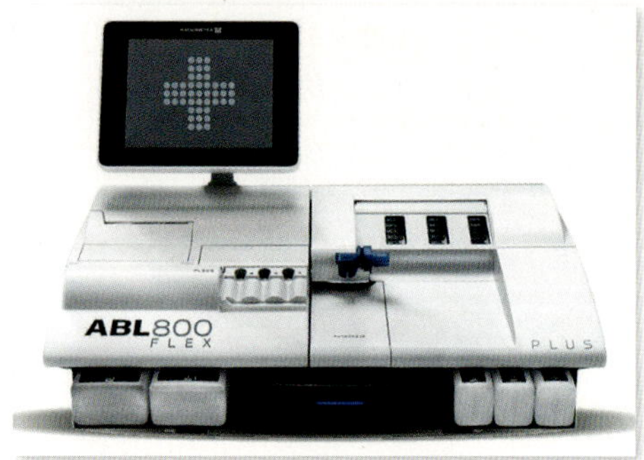

Bild 58.4 Blutgasanalyseautomat.

Danach werden die befüllten Blutröhrchen in einem Blutgasanalysegerät (Bild 58.4) analysiert.

Folgende Werte können unter anderem ermittelt werden:

- Der pH-Wert, er sollte zwischen 7,36 und 7,44 liegen.
- Der Sauerstoffpartialdruck (pO_2) gibt den Anteil an Sauerstoff am Gesamtdruck in der Atemluft an. Normalerweise liegt dieser zwischen 75 und 98 mmHg bzw. 10 und 13 kPa.
- Die Sauerstoffsättigung gibt an, wie viel Prozent des Hämoglobins mit Sauerstoff gesättigt sind (Normwert zwischen 95 und 97 %).
- Der Kohlenstoffdioxidpartialdruck (pCO_2) gibt den Anteil an Kohlenstoffdioxid am Gesamtdruck in der Atemluft an. Dieser liegt zwischen 35 und 50 mmHg bzw. 4,7 – 6,4 kPa.

Abweichungen. Bei Erkrankungen im Bereich des Atmungssystems können Abweichungen der genannten Werte auftreten:

- Bei einem niedrigen pH-Wert spricht man von einer Übersäuerung des Blutes (Azidose), bei einem erhöhten pH-Wert von einer Alkalose.
- Eine Verminderung des CO_2-Partialdrucks kann Zeichen einer Hyperventilation sein, eine Erhöhung kann durch eine Hypoventilation entstehen.

D Patienten bei diagnostischen und therapeutischen Maßnahmen der Erkrankungen des Urogenitalsystems begleiten (LF 8)

1 Bildung und Zusammensetzung des Harns

Die Begriffe Harn bzw. Urin werden im Deutschen gleichbedeutend verwendet. Das Wort Urin stammt aus dem Lateinischen und bedeutete ursprünglich Wasser, das Wort Harn entstammt dem Althochdeutschen und hat die gleiche Bedeutung. Im folgenden Text werden beide Begriffe gleichberechtigt nebeneinander benutzt.

Harnorgane. Zu den Harnorganen gehören die Niere, die Harnleiter, die Harnblase sowie die Harnröhre. Die Niere ist das Organ, in dem der Harn gebildet wird. Harnleiter, Harnblase und Harnröhre gehören zu den harnableitenden Organen (Bild 59.1).

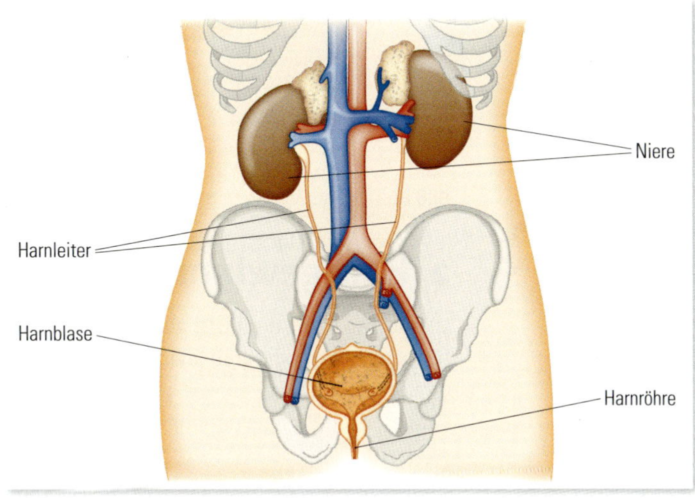

Bild 59.1 Übersicht über die Harnorgane.

Harnbildung. Täglich werden in unserem Körper etwa 1,5 bis 2,5 Liter Harn aus dem Blut gebildet. Die Harnbildung ist wichtig, damit für unseren Körper schädliche Stoffwechselprodukte, z. B. Harnstoff, Harnsäure und Kreatinin, mithilfe des Harns über die ableitenden Harnwege ausgeschieden werden können.

Die Harnbildung geschieht in zwei Stufen in den Nieren: zunächst entsteht der Primärharn, daraus dann später der Sekundär- oder Endharn, der dann ausgeschieden wird.

Der Endharn wird für Harnuntersuchungen verwendet.

Zusammensetzung des Harns. Im Endharn befinden sich etwa 90 % Wasser und 10 % andere Bestandteile wie

- Hormone,
- Vitamine,
- Spurenelemente,
- Urobilinogen,
- Urochrome,
- Mineralsalze, teilweise in kristalliner Form,
- Stoffwechselprodukte sowie
- geringe Mengen abgestorbener Epithelien aus den ableitenden Harnwegen.

Pathologische Bestandteile gelangen immer dann in den Harn, wenn es im Bereich der Nieren und / oder der ableitenden Harnorgane zu Veränderungen oder Schäden in den harnbildenden Strukturen oder in den Schleimhäuten kommt.

So verändert sich z. B. bei Entzündungen im Bereich der Niere oder der ableitenden Harnorgane die Porengröße im Bereich des Nierenkörperchens (Bild 60.1, folgende Seite) und größere Bestandteile gelangen in den Harn, das sind z. B. Erythrozyten, Leukozyten, Epithelien sowie Proteine. Bakterien können über die Harnröhre in die Harnblase gelangen.

Urochrome:
Harnfarbstoffe

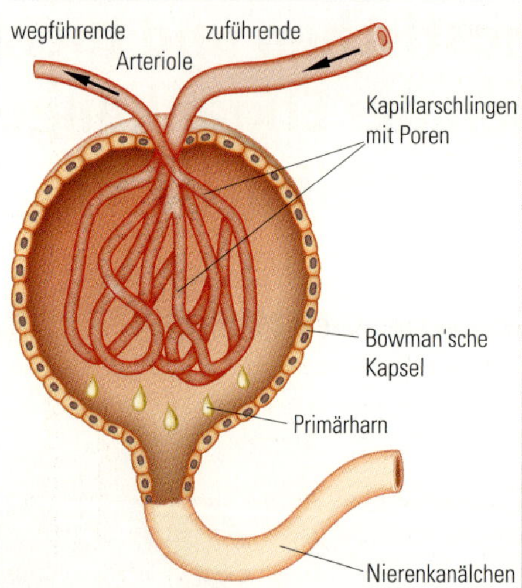

Bild 60.1 Nierenkörperchen.

2 Harngewinnung

 AB 21

Die Aussagekraft der durchgeführten Harnuntersuchungen und somit die Diagnose hängt entscheidend davon ab, wie gut die MFA dem Patienten die Harngewinnung erklärt.

Auffanggefäße. Für die Gewinnung von Harn stehen verschiedene Auffanggefäße zur Verfügung (Bild 60.2). Sie sollten

- verschließbar sein, um eine Geruchsbelästigung im Labor in Grenzen zu halten,
- durchsichtig / klar sein, um die Farbe bzw. die Trübung beurteilen zu können und
- zum einmaligen Gebrauch bestimmt sein.

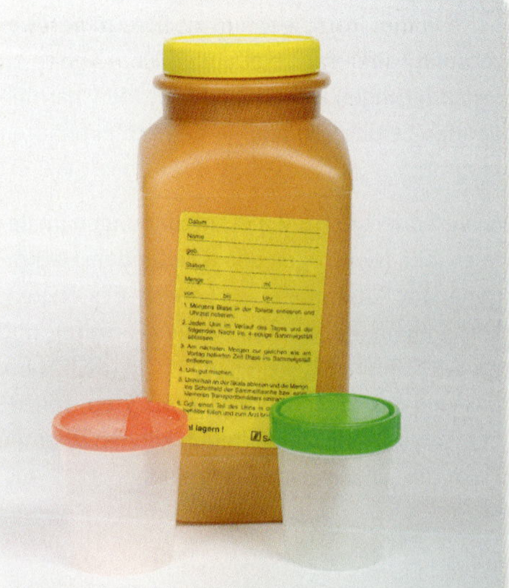

Bild 60.2 Auffanggefäße für Harn.

Wenn man Gefäße mehrfach verwendet und diese nach Benutzung desinfiziert und reinigt, kann es durch Desinfektions- und Reinigungsmittelreste zu falsch-positiven Ergebnissen kommen.

Wenn Patienten den Harn nicht in der Praxis gewinnen und die Harnuntersuchung planbar ist, sollten Sie ein geeignetes Auffanggefäß zum einmaligen Gebrauch mitgeben. Sonst verwenden Patienten ungeeignete Gefäße wie z. B. gereinigte Marmeladen- oder Konservengläser. Die Reste in diesen Gläsern (Lebensmittelreste wie Zucker oder Essig) können zu verfälschten Ergebnissen führen.

Aufbewahrung von Harn. Zur Untersuchung verwendet man möglichst frisch gelassenen Harn. Nur so lassen sich wirklich zuverlässige Ergebnisse erzielen.

Ist eine sofortige Untersuchung nicht möglich, kann Harn höchstens zwei Stunden in einem sauberen, möglichst sterilen Gefäß im Kühlschrank aufbewahrt werden.

Harn muss vor der Untersuchung rechtzeitig aus dem Kühlschrank genommen werden, weil er für die Untersuchung Zimmertemperatur haben muss.

Steht der Harn länger als maximal zwei Stunden im Kühlschrank, fallen Salze aus, die eine genaue Auswertung des Sediments erschweren können.

Bei der Aufbewahrung bei Zimmertemperatur vermehren sich eventuell im Harn vorhandene Bakterien stark. Dadurch verändert sich der pH-Wert des Harns in den alkalischen Bereich. Auch der Glucosewert verändert sich, weil die im Harn enthaltenen Bakterien die Glucose für den eigenen Stoffwechsel benutzen.

Beim Einfrieren werden Zellen zerstört, vor allem Leukozyten und Erythrozyten.

Zum Aufbewahren und Konservieren von Sammelurin geben die Labore, die den Harn untersuchen, Hinweise.

2.1 Einfache Harngewinnungsmethoden

Spontanurin. Hierunter versteht man jeden Harn, der spontan und ohne weitere Hilfsmittel gelassen wird (Spontanmiktion).

Morgenurin. Der erste Morgenurin ist der erste Harn, der morgens nach dem Aufstehen gelassen wird. Er ist besonders konzentriert, wenn der Patient während der Nacht nicht auf die Toilette gegangen ist. Er eignet sich z. B. für den Nachweis von Hormonen (z. B. beim Schwangerschaftstest), für ein Harnsediment, für ein Drogenscreening (Nachweis von Betäubungs- oder Schlafmittelsubstanzen) oder für Urinkulturen.

Vor dem Auffangen des Harns sollte der Patient die äußeren Genitalien reinigen und gründlich mit klarem Wasser nachspülen. Dann wird der Harn in einem Einmalurinbecher aufgefangen.

Der zweite Morgenurin ist der Harn, der im Laufe des Vormittages gelassen wird. Bei der Gewinnung dieses Harns geht man genauso vor wie oben beschrieben.

Mittelstrahlurin eignet sich besonders gut für die Diagnostik von Entzündungen der ableitenden Harnwege (z. B. einer Zystitis).

Weibliche Patienten reinigen die äußeren Genitalien sorgfältig mit einem milden Reinigungsprodukt. Dabei müssen die Schamlippen gespreizt und von vorn nach hinten gereinigt werden. Zum Nachspülen wird klares lauwarmes Wasser verwendet.

Falls eine Frau unter starkem Scheidenausfluss leidet, sollte der Scheideneingang mit einem Tampon verschlossen werden.

Männliche Patienten ziehen die Vorhaut zurück, reinigen dann die Eichel sorgfältig und tupfen sie trocken.

Unmittelbar nach der Reinigung wird der Harn gewonnen. Dazu lässt der Patient die erste Portion in das Toilettenbecken laufen, fängt die mittlere Harnportion – ohne den Harnstrahl zu unterbrechen – in einem Einmalurinbecher auf und lässt die letzte Harnportion wieder in das Toilettenbecken laufen. (Bild 61.1).

Die Schwierigkeit bei der Gewinnung von Mittelstrahlurin besteht darin, dass der Patient sich den Harn, der gelassen werden soll, gedanklich in drei Portionen teilen muss. Vielen Patienten ist es peinlich, wenn die MFA einen intimen Vorgang ausführlich erklärt. Für eine aussagekräftige Diagnostik ist dies jedoch notwendig. Deswegen sollte die Erklärung möglichst diskret erfolgen, wenn die MFA mit dem Patienten allein ist.

Die MFA kann als Hilfestellung sagen, dass zunächst der Harn etwa 1–2 Sekunden in das Toilettenbecken abgelassen werden soll, dann für 2–3 Sekunden Harn aufgefangen wird, danach kann der restliche Harn in das Toilettenbecken fließen.

Wenn Sie in Ihrer Praxis Patienten mit unterschiedlichen Muttersprachen haben, bieten Sie neben einer deutschsprachigen Anleitung zur Gewinnung von Mittelstrahlurin diese auch in anderen Sprachen an. Die Erklärungen können durch Abbildungen verdeutlicht werden.

Miktion: Vorgang des Harnlassens

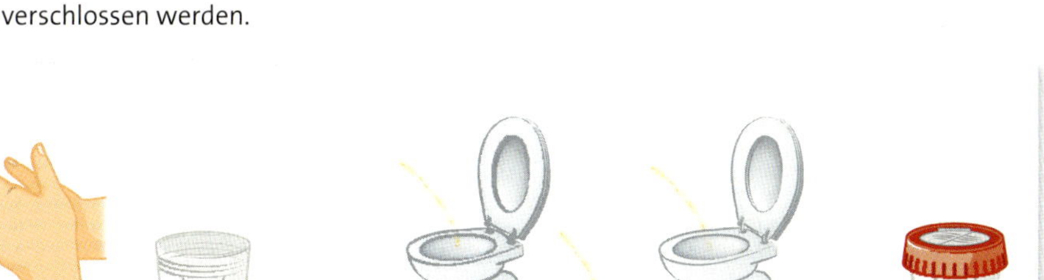

Bild 61.1 Gewinnung von Mittelstrahlurin.

2.2 Sammelurin

Der Patient erhält den Auftrag, seinen Harn über 12 bzw. 24 Stunden zuhause zu sammeln. Er erhält von der Praxis genügend Sammelbehälter, die mit dem Namen des Patienten und dem Gewinnungsdatum beschriftet werden müssen. Bei berufstätigen Patienten ist das Sammeln des Harns über das Wochenende günstig.

Während der Sammelperiode sollte der Patient keine harntreibenden Getränke wie z. B. Alkohol trinken.

Der Patient entleert zum vorgeschriebenen Zeitpunkt (z. B. 7 Uhr oder 8 Uhr morgens) die Harnblase vollständig, auch wenn kein Harndrang besteht. Dieser Harn wird noch nicht gesammelt, weil der Urin in der Harnblase zu diesem Zeitpunkt noch vom Vortag stammt. Danach wird jeder Harn, der gelassen wird, also auch beim Stuhlgang und nachts, gesammelt. Nach 12 oder 24 Stunden wird die Harnblase zum letzten Mal vollständig entleert, auch wenn kein Harndrang besteht. Dieser Harn wird mit gesammelt. Danach sollte der Patient die Urinsammelbehälter umgehend in die Praxis bringen.

In der Praxis wird evtl. die Gesamtmenge bestimmt und dokumentiert, der Harn wird gut durchmischt und ein Teil davon in das Labor zur Untersuchung geschickt.

Da Medikamente unter Umständen die Harnanalyse stören, müssen alle Medikamente am Tag vor dem Sammeln des Harns und am Sammeltag selbst abgesetzt werden. Hierüber entscheidet der behandelnde Arzt.

2.3 Blasenpunktionsurin

Die Harnblase kann zur Gewinnung von Harn punktiert werden, wenn

- die Harnröhre verlagert ist,
- durch Tumore verschlossen ist oder
- keimfreier Harn gewonnen werden soll.

Die gut gefüllte Blase wird durch die Bauchdecke hindurch oberhalb der Schambeinfuge (Symphyse) mit einer lange Kanüle punktiert (Bild 62.1). Hierbei muss auf steriles Arbeiten geachtet werden.

Die Punktion ist eine ärztliche Maßnahme, die MFA assistiert hierbei.

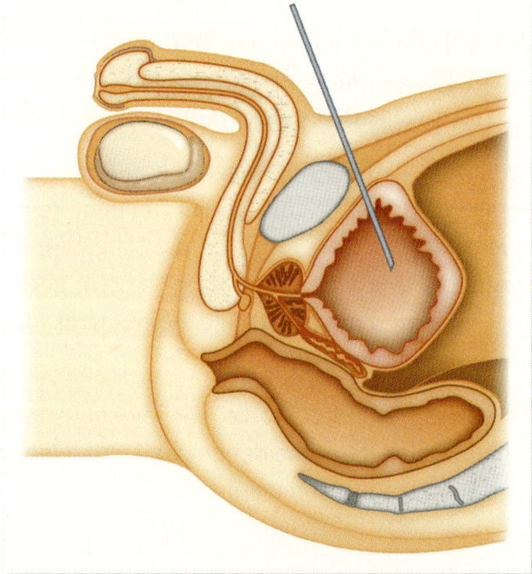

Bild 62.1 Punktion der Harnblase.

2.4 Katheterurin

Wenn die Katheterisierung korrekt und unter Beachtung strenger Hygienemaßnahmen durchgeführt wird, kann steriler Harn zu Untersuchungszwecken gewonnen werden.

Die Katheterisierung bei der Frau zeigt Bild 63.1, die beim Mann Bild 63.2. Bei der Katheterisierung assistiert die MFA dem Arzt.

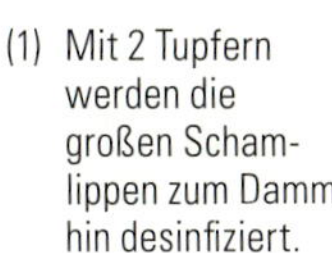

(1) Mit 2 Tupfern werden die großen Schamlippen zum Damm hin desinfiziert.

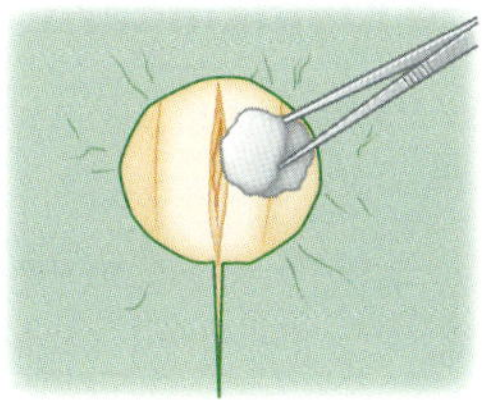

(2) Eine Hand spreizt die großen Schamlippen, dann werden mit 2 Tupfern die kleinen Schamlippen …

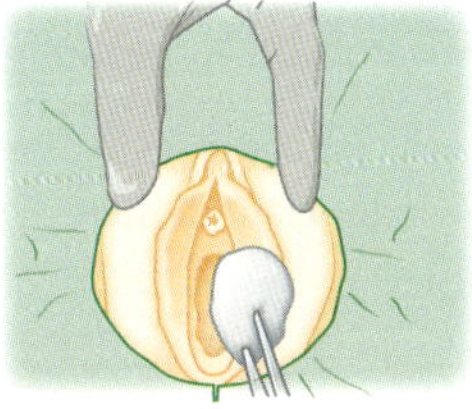

(3) und mit 1 Tupfer die Harnröhrenmündung desinfiziert.

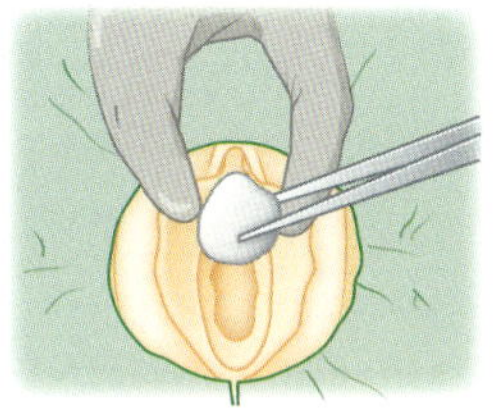

(4) Der letzte Tupfer wird in den Eingang der Vagina gelegt.

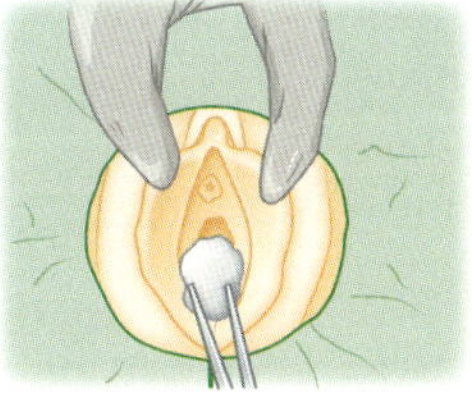

(5) Die spreizende Hand wird belassen, die andere Hand fasst den Katheter und schiebt ihn ca. 5 cm in die Harnröhre.

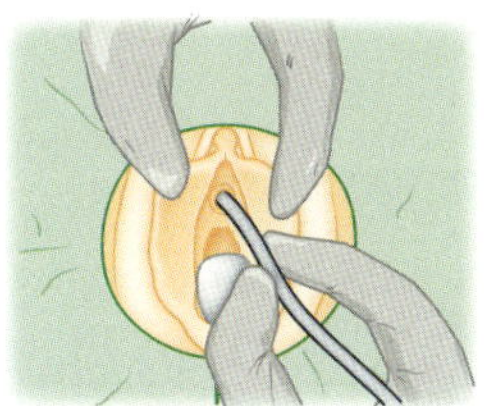

Bild 63.1 Katheterisierung bei der Frau.

(1) Vorhaut ganz zurückschieben. Eine Hand fasst den Penis, die andere desinfiziert die Eichel.

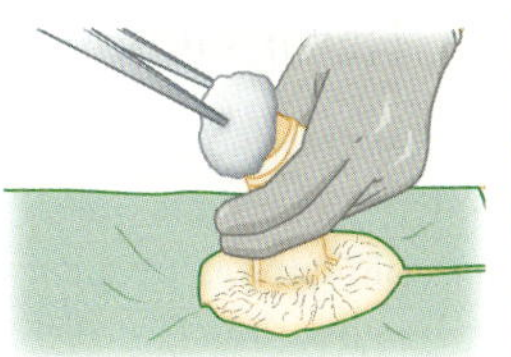

(2) Gleitgel mit Lokalanästhetikum auf die Harnröhrenmündung geben.

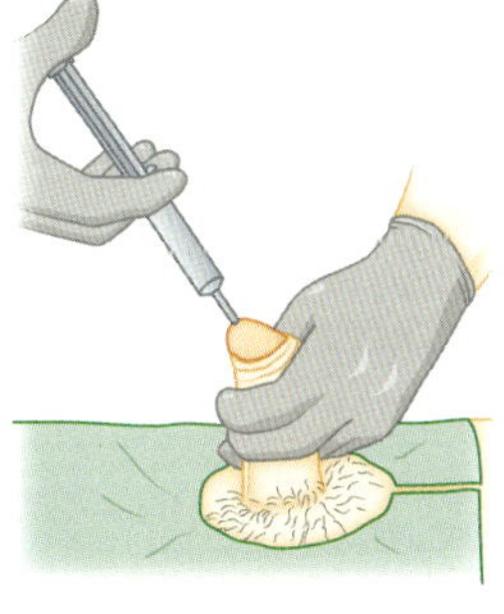

(3) Gleitgel vorsichtig in die Harnröhre spritzen.

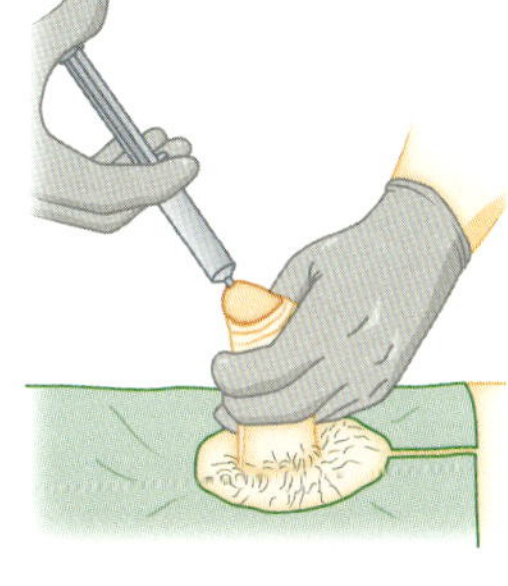

(4) Katheter in den nach oben gestreckten Penis ca. 10 cm einführen. Dann Penis senken und weiterschieben, bis Urin abfließt.

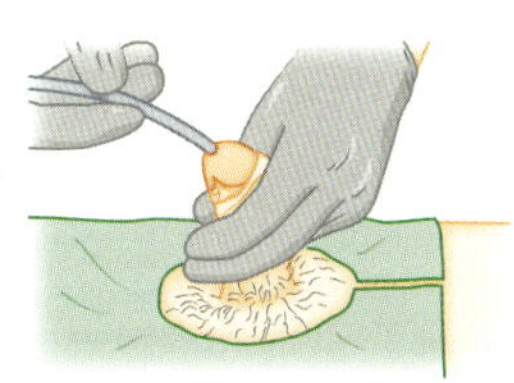

(5) Beim Dauerkatheter den Urinbeutel anschließen. Den Ballon mit 5 bis 15 ml aqua dest. blocken, dann Katheter vorsichtig zurückziehen, bis man einen Widerstand spürt.

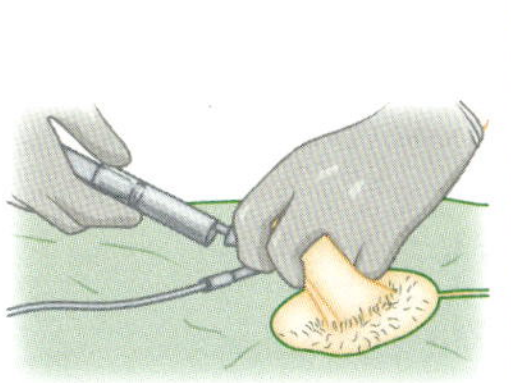

Bild 63.2 Katheterisierung beim Mann.

2.5 Harngewinnung bei Säuglingen und Kleinkindern

Die Harngewinnung bei Säuglingen und Kleinkindern geschieht mithilfe von geeigneten Urinauffangbeuteln (Bild 64.1). Vor der Harngewinnung müssen die Genitalien und der Damm gewaschen und gut abgetrocknet werden. Dann wird der entsprechende Beutel aufgeklebt (Bild 64.2).

Nachdem er gefüllt ist, wird er abgenommen und der Harn in Untersuchungsgefäße gefüllt. Wichtig ist, dass man auf kurze Auffangzeiten achtet, weil nachgewiesene Keime sowohl aus den Harnorganen als auch vom Damm stammen können.

Man kann nach dem Waschen des Genitalbereiches und des Damms auf eine spontane Urinabgabe warten. Dann wird der Harn als Mittelstrahlurin gewonnen.

Auch bei Kindern kann eine Katheterisierung der Harnblase vorgenommen werden.

Tabelle 64.1 zeigt eine Übersicht über die Harngewinnungsmethoden.

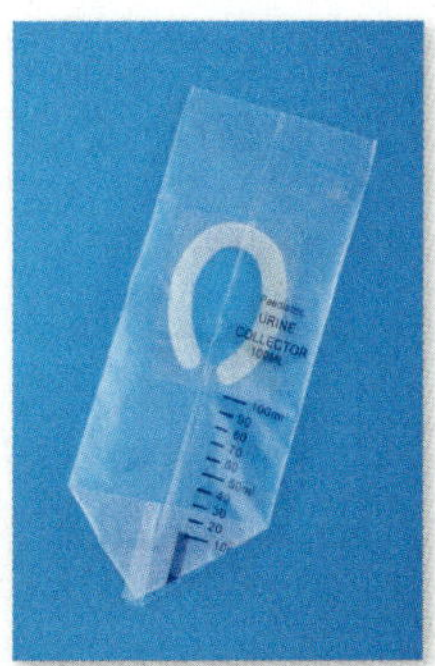

Bild 64.1 Urinauffangbeutel.

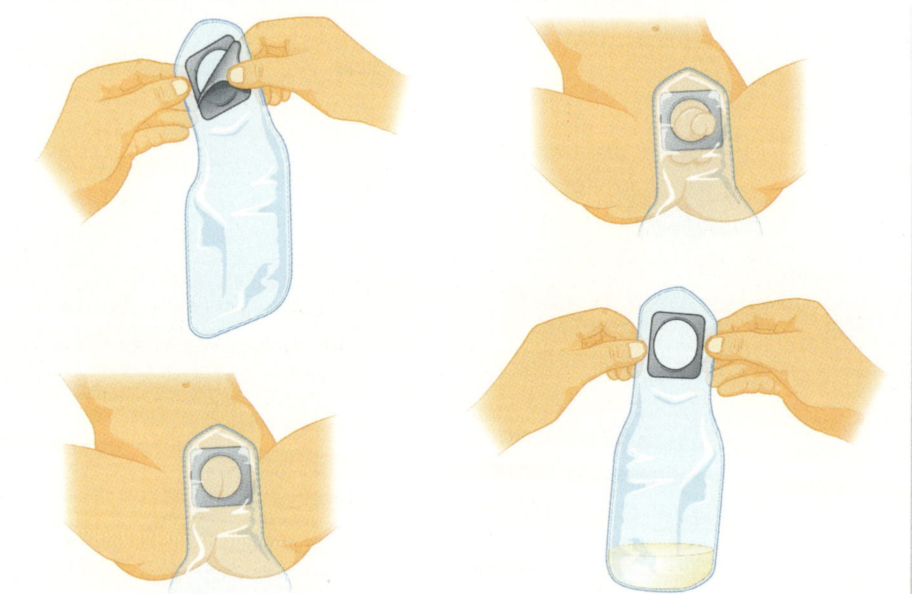

Bild 64.2 Harngewinnung bei Säuglingen.

Urinart	Besonders geeignet für
Spontanurin	• Nachweis von Glucose • Durchführung von Drogenscreenings
Morgenurin	• Nachweis von Hormonen (Schwangerschaftstest)
Mittelstrahlurin	• Diagnostik von Entzündungen der ableitenden Harnwege • Ansetzen von Urinkulturen
Sammelurin	• Diagnostik von Nierenfunktionseinschränkungen, z. B. Einschränkungen bei der Filtration des Blutes • Quantitative Bestimmung der Glucose-, Eiweiß-, Harnsäure- oder Kreatininausscheidung
Katheterurin	• Diagnostik von Entzündungen der ableitenden Harnwege
Blasenpunktionsurin	• Diagnostik von Entzündungen der ableitenden Harnwege

Tabelle 64.1 Übersicht über die Harngewinnungsmethoden.

3 Harnuntersuchungen

Harnuntersuchungen wurden in der Medizin seit dem Altertum und in verschiedenen Kulturen als diagnostische Maßnahmen durchgeführt, weil der Harn des Patienten ohne Hilfsmittel gewonnen und einige Untersuchungen ohne technische Hilfsmittel durchgeführt werden können, z. B. das Feststellen von Farbe, Geruch und Trübung. Heute hat sich das Spektrum der Harnuntersuchungen stark erweitert. Harnuntersuchungen können in vier Kategorien unterteilt werden (Tabelle 65.1).

Urinstatus. Unter diesem Begriff fasst man die makroskopische, chemische und mikroskopische Untersuchung eines Harns zusammen.

Normwerte / Normbereiche bei Harnuntersuchungen ▶ S. 108

Makroskopische Harnuntersuchungen	Trockenchemische Harnuntersuchungen	Mikroskopische Harnuntersung	Mikrobiologische Harnuntersuchungen
Untersuchungen, bei denen die eigenen Sinnesorgane bzw. einfache Hilfsmittel benutzt werden	Untersuchungen mithilfe von Teststreifen / Streifentests (▶ S. 67)	Untersuchungen mithilfe eines Mikroskops (Sediment, ▶ S. 73)	Untersuchungen, bei denen der Harn „bebrütet" wird (Urinkultur, ▶ S. 77)
Harnfarbe Harntrübung Harngeruch Harnmenge	Dichte Leukozyten Nitrit pH-Wert Glucose Ketone Urobilinogen Bilirubin Erythrozyten Hämoglobin	Bakterien Kristalle Epithelien Zylinder	Bakterien

Tabelle 65.1 Übersicht über die Harnuntersuchungen.

3.1 Makroskopische Harnuntersuchungen

Harnfarbe. Jede Harnuntersuchung sollte mit der Beurteilung der Farbe des frisch gelassenen Harns beginnen. Die normale Harnfarbe schwankt zwischen hellgelb und dunkelgelb. Sie hängt z. B. von der Trinkmenge und der Konzentration der gelösten Stoffe ab. Konzentrierte Harne, in denen sich viele gelöste Stoffe befinden, haben eine dunklere Farbe; Harne, die nur wenig gelöste Stoffe enthalten, haben eine hellere Farbe.

Langes Dursten oder großer Flüssigkeitsverlust durch Schwitzen, Durchfall oder starkes, länger andauerndes Erbrechen kann Harn stark konzentrieren, sodass er dunkler als normal erscheint. Harn von Diabetes-mellitus-Patienten hat trotz vieler gelöster Stoffe eine helle Farbe.

Die Abweichungen von der normalen Harnfarbe sind in Tabelle 66.1 (folgende Seite) zusammengefasst.

Vor der Beurteilung der Harnfarbe soll evtl. der Patient befragt werden, um die möglicherweise harmlose Ursache einer abweichenden Harnfarbe auszuschließen bzw. zu bestätigen:

- Hat der Patient genügend getrunken?
- Hat der Patient Nahrungsmittel zu sich genommen, die zu Verfärbungen führen?
- Nimmt der Patient Medikamente ein, die zu Harnverfärbungen führen?
- Ist der Harn nachgedunkelt?

Abweichung	Grund für die Veränderung
wasserhell	• hohe Flüssigkeitszufuhr • Diabetes mellitus • Diabetes insipidus
orangefarben	• Fieber • Vitaminpräparate • Medikamente, z. B. Chinin, ein Wirkstoff gegen Malaria oder Nitrofurantoin, ein Antibiotikum gegen Harnwegsinfektionen.
braun-rötlich	• sichtbare Blutbeimengungen • Einnahme bestimmter Medikamente wie Analgetika oder Antibiotika, z. B. Metamizol (der Wirkstoff in Novalgin®), Aminophenazon (der Wirkstoff in Pyramidon®), Sulfamethoxazol (Wirkstoff in Bactrim®)
rötlich	• Verzehr von sehr viel Roter Bete oder Brombeeren • Porphyrien
gelb-bräunlich	• im Verlauf einer Hepatitis, es kann dann auch zu gelb-bräunlichem Schüttelschaum kommen
dunkel oder schwärzlich	• Blut oder Hämoglobin im Harn, wenn der Harn zu lange vor der Untersuchung steht • Medikamente, z. B. Levodopa (Wirkstoff gegen die Parkinson-Krankheit)
grünlich schimmernd	• Galle im Harn • Zusatz von grüner Lebensmittelfarbe in der Nahrung

Tabelle 66.1 Abweichungen von der normalen Harnfarbe.

Diabetes insipidus: Erkrankung mit gesteigerter Harnausscheidung und vermehrtem Durstgefühl.

Porphyrien: erbliche Stoffwechselerkrankungen, bei denen der Aufbau von Hämoglobin gestört ist.

Schüttelschaum: weißlicher Schaum, der beim Schütteln von Harn entsteht.

Harntrübung. Normalerweise ist Harn klar und durchsichtig. Wenn er länger steht oder viele nicht gelöste Substanzen enthält, wird er trübe. Trübungen können verschiedene Ursachen haben (Tabelle 66.2).

Trübung	Mögliche Ursachen
braun-rötliche Trübung	• Blutbeimengungen, z. B. bei einem Harnwegsinfekt (Makrohämaturie)
rötliche Trübung	• amorphe Urate („Ziegelmehl"), z. B. bei Fieber
weißliche Trübung	• Leukozyten, Eiter oder größere Mengen Schleim, z. B. bei Harnwegsinfektionen • Phosphate in alkalischem Harn • massenhaftes Auftreten von Bakterien oder Pilzen • Fette im Harn, z. B. beim nephrotischen Syndrom

Tabelle 66.2 Harntrübungen und ihre Ursachen.

amorph: ohne besondere Gestalt

Urate: Salze der Harnsäure

nephrotisches Syndrom: Auftreten von Eiweiß im Harn, erhöhtem Eiweiß- und Cholesterinspiegel im Blut sowie von Ödemen bei verschiedenen Nierenerkrankungen mit Schädigung der harnbildenden Strukturen.

Harngeruch. Harn hat einen typischen Geruch, den viele Menschen unangenehm oder sogar ekelerregend finden. Frisch gelassener Harn eines Gesunden riecht nicht unbedingt unangenehm. Steht Harn jedoch vor einer Untersuchung längere Zeit, dann bildet sich aus dem im Harn vorhandenen Urobilinogen zusammen mit Sauerstoff Urobilin. Dadurch entsteht der typische und als ekelhaft empfundene Harngeruch. Die Abweichungen vom normalen Harngeruch sind in Tabelle 67.1 zusammengefasst.

Abweichung	Erklärung
stechend schwefliger Geruch (ammoniakartiger Geruch)	• Entsteht bei bakteriellen Harnwegsinfekten durch Ammoniak. Diese Substanz entsteht als Stoffwechselprodukt bei den Bakterien, die Harnwegsinfekte auslösen.
obstessigartig-süßlich / acetonartiger Geruch	• Kann bei einem schlecht eingestellten Diabetiker auftreten, wenn sein Körper vermehrt Fett abbaut, um so die benötigte Energie freizusetzen. • bei kohlenhydratfreier Kost, z. B. bei einer Nulldiät • bei Kindern mit Fieber • bei Magen-Darm-Erkrankungen
Geruch nach verschiedenen Nahrungsmitteln	• Bestimmte Nahrungsmittel, z. B. Spargel, größere Mengen an Knoblauch oder ein hoher Alkoholkonsum, können zu einer Veränderung des Harngeruchs führen.
Alkoholgeruch	• bei Alkoholvergiftung

Tabelle 67.1 Abweichungen vom normalen Harngeruch.

Harnmenge. Normalerweise scheidet ein gesunder Mensch pro Tag etwa 1,5 bis 2,5 Liter Harn aus. Die Ausscheidungsmenge hängt von der Trinkmenge, der Schweißbildung usw. ab. Pathologische Veränderungen der Harnmenge zeigt Tabelle 67.2.

Bezeichnung	Erläuterung	Beispiele für das Auftreten
Polyurie	regelmäßige Ausscheidung von mehr als 2,5 Liter Harn in 24 Stunden	Diabetes mellitus oder Diabetes insipidus
Oligurie	Ausscheidung von weniger als 0,5 Liter Harn in 24 Stunden	geringe Trinkmenge oder Nierenfunktionseinschränkungen
Anurie	Ausscheidung von weniger als 0,1 Liter in 24 Stunden	Nierenversagen

Tabelle 67.2 Pathologische Veränderungen der Harnmenge.

3.2 Trockenchemische Harnuntersuchungen

Trockenchemische Harnuntersuchungen werden entweder mit Einfach- oder mit Mehrfachteststreifen durchgeführt. Sie eignen sich zur Diagnostik und Therapiekontrolle von Erkrankungen, aber auch für Vorsorge- und Früherkennungsuntersuchungen.

3.2.1 Aufbau von Teststreifen

Teststreifen bestehen aus einer Kunststoff-Trägerfolie, auf die Saugpapier aufgeklebt ist. Darüber liegt das Reagenzpapier. Es ist mit denjenigen chemischen Reagenzien getränkt, die zum Nachweis der einzelnen Harnsubstanzen benötigt werden. Reagenz- und Saugpapier sind von einem sehr dünnen Nylonnetz umgeben. Dies schützt die einzelnen Testfelder vor Verunreinigungen und Abrieb. Das Netz sorgt auch für die gleichmäßige Farbentwicklung im Verlauf der Reaktionszeit. Das Saugpapier verhindert das Verlaufen der entstehenden Verfärbungen und dadurch verfälschte Ergebnisse, indem es überschüssigen Harn aufsaugt (Bild 67.1).

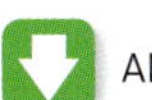
AB 22

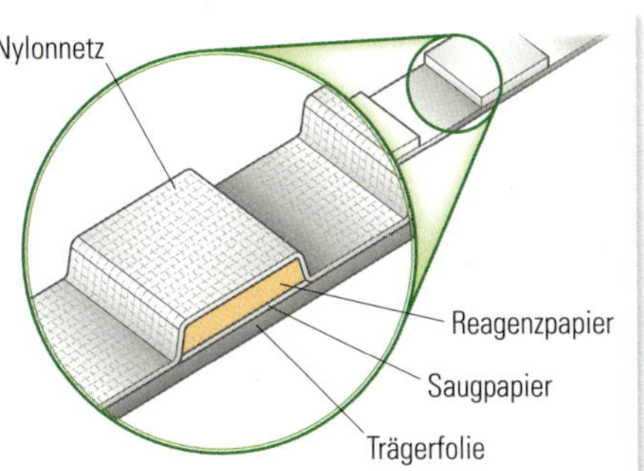

Bild 67.1 Aufbau eines Teststreifens.

Die chemischen Substanzen reagieren durch einen mehr oder weniger intensiven Farbumschlag mit den nachzuweisenden Harnsubstanzen.

3.2.2 Umgang mit Teststreifen

Die trockenchemische Untersuchung mithilfe von Harnteststreifen ist nur aussagekräftig, wenn bestimmte Regeln beachtet werden:

- Der Harn sollte möglichst umgehend nach der Gewinnung untersucht werden.
- Den Harn unmittelbar vor der Untersuchung mit einem Einmalplastikstäbchen gut durchmischen, um evtl. abgesetzte feste Bestandteile gleichmäßig in der Flüssigkeit zu verteilen. Dies ist besonders wichtig bei Harn, der schon eine Weile gestanden hat. Alternativ kann man den Harn auch leicht schwenken, bis alle Bestandteile sich wieder gleichmäßig in der Flüssigkeit verteilt haben.
- Der Teststreifen wird aus der Packung genommen. Das Teststreifenröhrchen muss sofort wieder verschlossen werden, weil sonst die Feuchtigkeit aus der Luft an die übrigen Teststreifen kommt und sich auf den Testfeldern absetzt. Dies kann zu verfälschten Ergebnissen führen. Die geringe Menge an Luftfeuchtigkeit, die bei der Entnahme trotzdem in das Röhrchen gelangt, wird von einer Trockensubstanz im Deckel des Röhrchens aufgenommen.

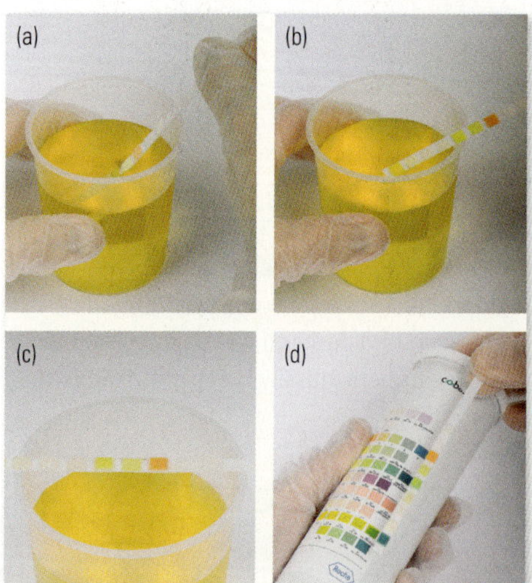

Bild 68.1 Handhabung von Teststreifen.
a) Teststreifen 1 Sekunde in den Urin eintauchen, b) überschüssigen Urin seitlich am Becherrand abstreifen, c) Reaktionszeit von 60 Sekunden abwarten, für die Leukozyten von 120 Sekunden, d) Ergebnisse durch Vergleich mit den Farbfeldern ablesen.

Bild 68.1 zeigt die korrekte Handhabung der Teststreifen zur Durchführung der Untersuchung.

3.2.3 Auswertung

Auswertung und Befunddokumentation können unterschiedlich erfolgen.

Visuelle Auswertung. Erfolgt die Auswertung visuell (mit den Augen), so muss man den Teststreifen nach der Reaktionszeit (60 Sekunden, Leukozyten 120 Sekunden) zum Farbvergleich an die Teststreifendose halten und bei den einzelnen Testfeldern eventuell aufgetretene Farbveränderungen registrieren und notieren.

Die Zahlenangaben, die unter dem jeweiligen Testfeld auf der Teststreifendose stehen, sind zur Dokumentation gut geeignet. In vielen Praxen werden Plus-Zeichen verwendet (Tabelle 68.1).

Üblicherweise werden nur pathologische Befunde dokumentiert. Ist im Harn kein pathologischer Befund vorhanden, so kann dies als o. B. (ohne Befund) notiert werden.

Zeichen	Bedeutung
(+)	in Spuren vorhanden
+	schwach positiv
++	positiv
+++	stark positiv / massenhaft

Tabelle 68.1 Dokumentationsmöglichkeit und deren Bedeutung.

Wichtig bei dieser Art der Dokumentation ist, dass alle Mitarbeiter in der Praxis einheitlich dokumentieren, weil der Arzt die Befunde sonst nicht einschätzen kann.

Auswertung mithilfe halbautomatisierter Geräte. Wenn in einer Praxis viele Harnteststreifen-Untersuchungen durchgeführt werden, ist die Anschaffung halbautomatisierter

Auswertungsgeräte sinnvoll (Bild 69.1). Die Untersuchung wird mit dem entsprechenden Teststreifen wie oben beschrieben durchgeführt. Dann wird der Teststreifen auf einen sogenannten Teststreifenschlitten gelegt und durch das Gerät fixiert. Nach dem Drücken der Start-Taste zieht das Gerät den Teststreifen in das Geräteinnere und wertet die einzelnen Testfelder aus. Die Befunde werden dann ausgedruckt.

Vorteil dieser Art der Auswertung ist die einheitliche Bewertung der Farbveränderungen, die durch das Gerät vorgegeben ist.

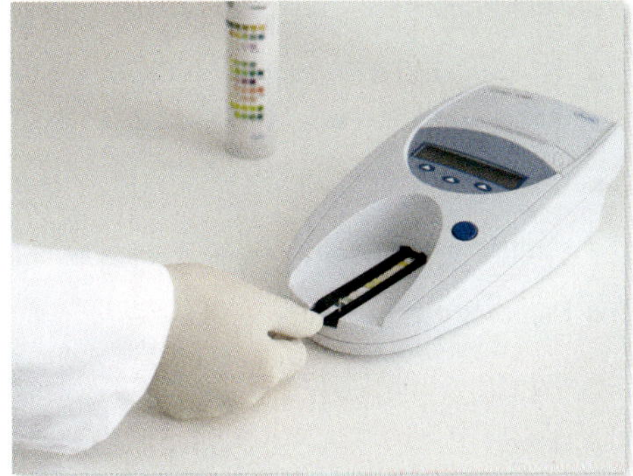

Bild 69.1 Auswertungsgerät für Harnteststreifen.

3.2.4 Nachweisbare Parameter

Parameter: Messgrößen

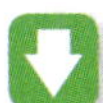

AB 23

Dichte. Der Normbereich für die Dichte liegt zwischen 1012 g/l und 1030 g/l.

Bei diesem Test wird das Eigengewicht des Harns bzw. die Konzentration gelöster Stoffe im Harn (Osmolarität) festgestellt. Es wird geprüft, wie viel Gramm gelöste Stoffe in einem Liter Harn enthalten sind. Die Dichte hängt überwiegend von der zugeführten Flüssigkeitsmenge ab. Schwitzen oder erhöhte Harnausscheidung aufgrund von harntreibenden Mitteln haben Einfluss auf die Dichte. Deshalb gibt es einen breiten Normbereich.

Abweichungen:

- geringe Dichte bei hoher Flüssigkeitszufuhr: Diabetes mellitus, Diabetes insipidus;
- hohe Dichte bei geringer Flüssigkeitszufuhr: Flüssigkeitsverluste außerhalb der Niere durch starkes Schwitzen, Durchfälle.

Der pH-Wert des Harnes liegt normalerweise zwischen pH 5 und pH 7.

Der pH-Wert einer Substanz oder Lösung gibt an, wie viele Wasserstoffionen (H^+-Ionen) in ihr vorhanden sind. Saure Bestandteile im Harn sorgen dafür, dass Wasserstoffionen abgegeben werden. Dann sinkt der pH-Wert. Basische oder alkalische Bestandteile im Harn geben Hydroxidionen (OH^--Ionen) ab, der pH-Wert steigt. Der pH-Wert von 7 ist der Neutralpunkt, alle pH-Werte, die darunter liegen, liegen im sauren Bereich; pH-Werte von 8 bis 14 liegen im basischen / alkalischen Bereich (Bild 69.2).

Der pH-Wert des Urins spiegelt die Zufuhr von Säuren und Basen über die Nahrung wider. Bei eher fleischbetonter Ernährung liegt der pH-Wert im sauren, bei pflanzlicher Kost im alkalischen Bereich. Abweichungen vom normalen pH-Wert zeigt Tabelle 70.1 (folgende Seite).

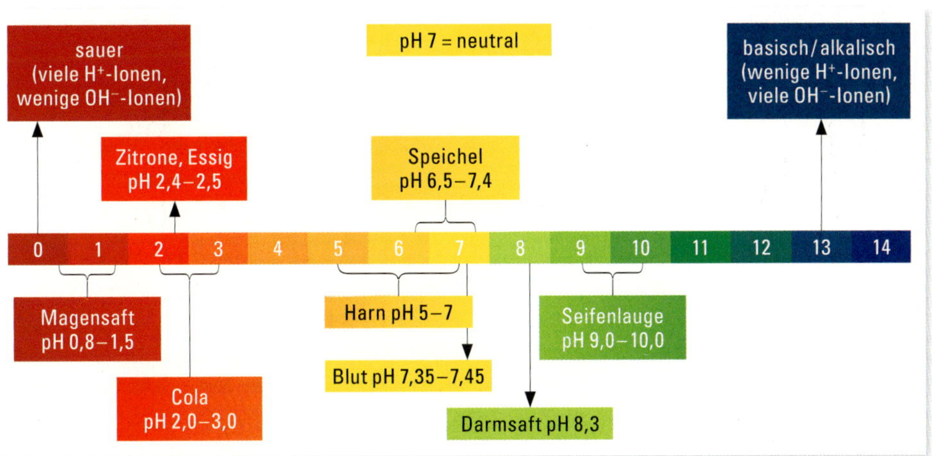

Bild 69.2 pH-Werte verschiedener Flüssigkeiten.

Hyperurikämie: erhöhte Harnsäurekonzentration im Blut

pH-Wert unter 7	pH-Wert über 7
• fleischreiche Ernährung (hoher Eiweißgehalt)	• kohlenhydratreiche, vegetarische Kost
• Fasten	• Infektion durch Ammoniak bildende Bakterien
• Hungerzustände	
• Diabetes mellitus	
• Hyperurikämie	
• Fieber	
• Durchfall	

Tabelle 70.1 Abweichungen vom normalen pH-Wert.

Glomerulonephritis: Entzündung der harnbildenden Strukturen in der Niere

Pyelonephritis: Nierenbeckenentzündung

Urethritis: Harnröhrenentzündung

Zystitis: Harnblasenentzündung

Leukozyturie: Auftreten von weißen Blutkörperchen im Harn

Bakteriurie: Auftreten von Bakterien im Harn

Proteinurie: Auftreten von Eiweiß im Harn

Albuminurie: Auftreten von Albuminen im Urin

Leukozyten im Harn. Normalerweise finden sich weniger als 10 Leukozyten/µl Urin. Die Nachweisgrenze bei Teststreifenuntersuchungen liegt bei 10–25 Leukozyten/µl. Werte über 20 Leukozyten/µl sind pathologisch.

Solche Werte findet man z. B. bei
- Glomerulonephritis,
- Pyelonephritis,
- Urethritis,
- Zystitis,
- Nierentuberkulose,
- Tumoren.

Um die Ursache einer Leukozyturie abzuklären, müssen evtl. mikroskopische und mikrobiologische Untersuchungen des Harns folgen.

Frauen haben häufiger Leukozyten im Harn als Männer. Sie leiden öfter als Männer an Infektionen der ableitenden Harnwege, weil ihre Harnröhre kurz ist und gerade verläuft, sodass Keime leichter eindringen können. Die Urinprobe kann durch Scheidensekret verunreinigt sein, deshalb ist es wichtig, Patientinnen zur korrekten Harngewinnung anzuhalten.

Nitrit. Normalerweise enthält Harn keine Bakterien, er ist beim Gesunden steril. Der Nachweis von Nitrit ist ein indirekter Bakteriennachweis.

Da die äußeren Geschlechtsorgane mit Bakterien besiedelt sind, können diese von außen in die ableitenden Harnwege eindringen. Einige Bakterienarten (z. B. Kolibakterien) sind in der Lage, das Nitrat, das beim Stoffwechsel von Eiweißprodukten entsteht, in Nitrit umzuwandeln. Diese Substanz kann bei der trockenchemischen Harnuntersuchung nachgewiesen werden.

Der Test spricht nur an, wenn
- eine ausreichende Menge an Nitrat mit der Nahrung aufgenommen wurde, z. B. durch Verzehr von Gemüse (normale Mischkost reicht hierfür aus),
- der Harn lange genug in der Harnblase verbleibt.

Viele Erreger von Harnwegsinfektionen sind nicht in der Lage, Nitrat in Nitrit umzuwandeln. Sie können deshalb mit dieser Methode nicht nachgewiesen werden. Bei Beschwerden, die auf eine bakterielle Infektion hinweisen, sollten daher auch eine mikroskopische sowie evtl. eine mikrobiologische Untersuchung erfolgen.

Eiweiß. Normalerweise ist kein Eiweiß im Harn vorhanden.

Das Auftreten von Eiweiß im Harn kann sowohl physiologische als auch pathologische Ursachen haben (Tabelle 71.1).

Bei Teststreifenuntersuchungen wird insbesondere Albumin nachgewiesen. Albumin macht den größten Teil der im Blut vorkommenden Eiweiße aus.

Ein erhöhter Albuminwert im Urin kann auf eine erhöhte Durchlässigkeit der Nieren für dieses Eiweiß hindeuten. Dies könnte z. B. bei Nierenerkrankungen oder bei Diabetes mellitus der Fall sein. Da eine Nierenschädigung möglicherweise zur Dialysepflichtigkeit führt, ist eine regelmäßige Kontrolle des Harns bei Diabetikern ganz besonders wichtig.

Physiologische Ursachen	Pathologische Ursachen
• Fieber	• Harnwegsinfektionen
• Unterkühlung	• Nephritis
• körperliche oder seelische Belastung	• Pyelonephritis
• orthostatische Proteinurie	• Glomerulonephritis im Verlauf einer Schwangerschaft
	• Schädigung der Niere durch Medikamente
	• Nierenschäden als Folge anderer Erkrankungen, z. B. Diabetes mellitus, Hypertonie

Tabelle 71.1 Ursachen für das Auftreten von Eiweiß im Harn.

Glucose. Normalerweise ist im Harn keine Glucose vorhanden. Der Nachweis von Glucose im Harn ist für die frühzeitige Erkennung eines Diabetes mellitus wichtig, denn die Erkrankung verläuft zu Beginn symptomarm oder mit unspezifischen Symptomen, deren Bedeutung vom Patienten häufig nicht erkannt wird.

Glucose ist erst ab einer Menge von etwa 180 mg/dl im Blut auch im Harn nachweisbar. Ab diesem Wert sind die Nieren nicht mehr in der Lage, die Glucosemenge, die sich im Primärharn befindet, in das Blut zurückzuführen. Dieser Wert wird deshalb auch Nierenschwelle genannt.

Glucose kann im Harn nachgewiesen werden
- während der Schwangerschaft wegen der großen körperlichen Belastung und einer niedrigeren Nierenschwelle,
- bei sehr kohlenhydratreicher Ernährung (alimentäre Glucosurie),
- bei Diabetikern,
- bei Nierenfunktionsstörungen.

Ketone. Normalerweise sind im Harn keine Ketone vorhanden. Ketone (Aceton, Acetessigsäure, β-Hydroxibuttersäure) treten im Harn auf, wenn der Körper verstärkt Fett abbaut. Dies kann z. B. bei einer unzureichenden Energiezufuhr durch Kohlenhydrate der Fall sein.

Eine Ketonurie tritt z. B. auf bei
- Hungerzuständen (auch Diäten),
- Erbrechen (auch Schwangerschaftserbrechen),
- kleinen Kindern, die hohes Fieber haben,
- einem entgleisten Diabetes mellitus.

Beim Diabetiker kann wegen des Insulinmangels die Glucose nicht verwertet werden, deshalb werden zur Energieversorgung Fettreserven des Körpers abgebaut. Dabei entstehen Ketone, die zu einer Übersäuerung des Blutes, einer Acidose, führen können. Das Blut wird dickflüssiger, es kommt zu Durchblutungsstörungen. Zusammen mit anderen Faktoren kann dies zu einem diabetischen Koma führen. Der Nachweis von Ketonen deutet immer auf eine Stoffwechselentgleisung hin, die schnellstens behandelt werden muss.

Urobilinogen ist ein Gallenfarbstoff. Beim Abbau von Erythrozyten in der Leber wird Hämoglobin frei. Hieraus entsteht zunächst Biliverdin und dann Bilirubin. Mit der Gallenflüssigkeit gelangt Bilirubin über die Dünndarmpassage bis in den Dickdarm. Dort wird es mithilfe von Kolibakterien zunächst zu Sterkobilinogen und zu Urobilinogen, später zu Sterkobilin und Urobilin umgebaut. Diese Stoffe führen zur Braunfärbung des Stuhls, mit diesem werden sie ausgeschieden. Urobilinogen gelangt zum größten Teil mit dem Pfortaderkreislauf wieder zurück zur Leber. Dort wird es weiter abgebaut.

Der kleinere Teil des Urobilinogens gelangt auf dem Blutweg in die Nieren und wird dann mit dem Harn ausgeschieden (Bild 72.1, folgende Seite). Eine geringe Menge an Urobilinogen im Harn ist also normal.

Bei gestörter Leberfunktion oder gesteigertem Hämoglobinabbau entstehen größere Mengen an Urobilinogen. Diese Mengen kann die Leber nicht mehr komplett abbauen, deshalb findet man Urobilinogen im Blut und dann auch in größeren Mengen im Harn.

Nephritis: Nierenentzündung

orthostatische Proteinurie: Auftreten von Eiweiß im Harn nach längerem Stehen oder Sitzen (besonders bei Jugendlichen)

Glucosurie: Auftreten von Glucose im Harn

Urobilinogenurie: Auftreten von Urobilinogen im Harn

alimentär: ernährungsbedingt

Ketonurie: Auftreten von Ketonen im Harn

 AB 24

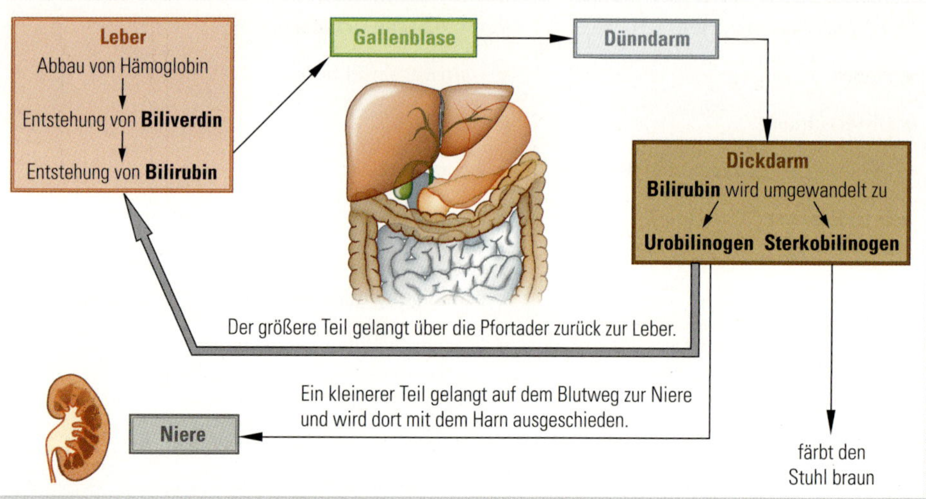

Bild 72.1 Entstehung der Gallenfarbstoffe.

perniziöse Anämie: Blutarmut aufgrund eines Vitamin-B12-Mangels oder einer Vitamin-B12-Verwertungsstörung

hämolytische Anämie: Blutarmut, bei der die Erythrozyten schneller abgebaut werden als sie im Knochenmark nachgebildet werden.

Bilirubinurie: Auftreten von Bilirubin im Harn

Makrohämaturie: sichtbares Auftreten von Blut im Urin

Mikrohämaturie: nicht sichtbares Auftreten von Blut im Urin

Hämoglobinurie: Auftreten von Hämoglobin im Urin

Dies ist z. B. der Fall bei

- Virushepatitis,
- bestimmten Anämieformen (z. B. perniziöse und hämolytische Anämie),
- Darmverschluss,
- toxischen Leberschäden durch Alkohol und Medikamente,
- Lebertumoren.

Wenn Gefäße im Pfortaderkreislauf verschlossen sind (Pfortaderthrombose), tritt ebenfalls eine größere Menge an Urobilinogen im Harn auf, weil die Leber dann umgangen wird.

Bilirubin gehört ebenfalls zu den Gallenfarbstoffen. Normalerweise ist im Harn kein Bilirubin enthalten. Es kann im Harn z. B. bei folgenden Krankheiten auftreten:

- akute und chronische Virushepatitis,
- Leberzirrhose,
- Schäden des Leberparenchyms (Parenchym ist ein Gewebe, das in Organen die spezielle Funktion des jeweiligen Organs übernimmt),
- Cholezystitis,
- Cholelithiasis, wenn der Abfluss von Galle durch die Gallensteine behindert ist,
- Schwangerschaftsikterus.

Erythrozyten / Hämoglobin. Bei der chemischen Harnanalyse werden entweder intakte Erythrozyten oder das Hämoglobin aus zerstörten Erythrozyten nachgewiesen. Zusammenfassend spricht man häufig vom Nachweis von Blut im Urin.

Normalerweise sind im Harn nur sehr wenige Erythrozyten vorhanden.

Bei Frauen findet man während der Menstruation Erythrozyten im Harn. Aus diesem Grunde sollte man von einer Untersuchung auf Erythrozyten im Harn drei Tage vor und nach der Menstruation möglichst absehen. Ist die Untersuchung aufgrund der geschilderten Beschwerden notwendig, muss auf jeden Fall nach einer eventuellen Menstruation gefragt und diese dokumentiert werden.

Intakte Erythrozyten sind auf dem entsprechenden Testfeld als kleine grüne Punkte sichtbar, gelöstes Hämoglobin aus zerstörten Erythrozyten führt zu einer gleichmäßigen grünlichen Verfärbung des Testfeldes.

Eine Makrohämaturie ist bei mehr als 1 ml Blut pro Liter Harn als rötliche Färbung oder Trübung sichtbar. Bei der mikroskopischen Harnuntersuchung kann man einzelne Erythrozyten erkennen.

Bei einer Mikrohämaturie ist die Erythrozytenmenge so gering, dass die Erythrozyten nicht mit bloßem Auge, sondern nur chemisch oder mikroskopisch nachzuweisen sind.

Erythrozyten bzw. Hämoglobin findet man im Harn z. B. bei

- Zystitis,
- Pyelonephritis,
- Glomerulonephritis,
- Nieren-, Harnleiter- und Harnblasensteinen,
- Tumoren im Bereich des Harnsystems.

3.3 Mikroskopische Harnuntersuchungen (Harnsediment)

Die mikroskopische Untersuchung fester Harnbestandteile heißt Harnsediment. Diese Untersuchung sollte durchgeführt werden, wenn bei der Untersuchung mittels Teststreifen ein pathologischer Befund erhoben wurde oder aufgrund der Anamnese/der Schilderung der Beschwerden dieser zu erwarten ist.

Die festen Harnbestandteile setzen sich bei längerem Stehen des Harns im jeweiligen Harngefäß ab. Da Harn vor der Untersuchung nicht lange stehen soll, weil sich evtl. vorhandene Bakterien vermehren und so den Befund verfälschen, muss das Absetzen der Harnbestandteile beschleunigt werden. Dies geschieht mithilfe von Zentrifugen. Nach dem Zentrifugieren wird das Sediment mikroskopisch untersucht.

Materialien. Für die Anfertigung eines Harnsedimentes benötigt man:

- Spitzröhrchen (Bild 73.1) und Ständer für die Röhrchen,
- eine Zentrifuge,
- Objektträger mit Einmaldeckgläschen,
- Plastikstäbchen zum Mischen des Harns,
- evtl. eine Mikroliterpipette,
- ein Mikroskop mit der Möglichkeit einer 100- und 400-fachen Vergrößerung,
- stich- und bruchfeste Abfallbehälter.

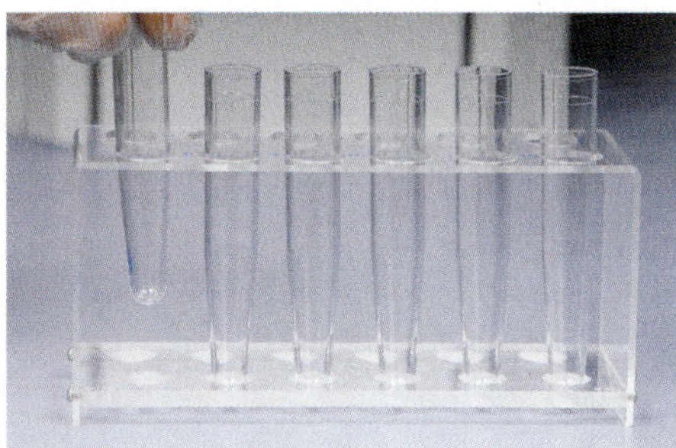

Bild 73.1 Spitzröhrchen.

Herstellung:

- Harn mithilfe eines Plastikstäbchens gut durchmischen.
- Etwa 10 ml Harn in geeignete Spitzröhrchen geben.
- Spitzröhrchen in die Zentrifuge stellen. (Es muss darauf geachtet werden, dass die Röhrchen gegenüber stehen. Wenn nur ein Sediment angefertigt wird, füllt man ein zweites Zentrifugenröhrchen mit 10 ml Wasser und stellt es dem mit Harn gefüllten Röhrchen gegenüber.)
- Harn etwa 5 Minuten bei etwa 500 x g (1500–2000 Umdrehungen/Minute) zentrifugieren.
- Nach dem Stillstand der Zentrifuge die Röhrchen mit dem Harn entnehmen.
- Den Überstand durch schwungvolles Abgießen dekantieren.
- Sediment mit dem verbleibenden kleinen Rest der Flüssigkeit kurz aufschütteln.
- Einen Tropfen des Sedimentes auf einen Objektträger aufbringen.
- Ein Einmaldeckgläschen luftblasenfrei auf das Sediment auflegen.

Um Sediment auf einen Objektträger aufzubringen, können Sie eine Mikroliterpipette mit einem Volumen von 20 µl verwenden (Bild 73.2a). Eine andere Möglichkeit ist, das Einmaldeckgläschen mit einer Ecke in das Innere des Spitzröhrchens zu halten und ein wenig des Sedimentes unter diese Ecke laufen zu lassen (b und c). Dies gelingt aber nur mit einiger Übung.

Tabelle 74.1 (folgende Seite) zeigt mögliche Fehler bei der Herstellung eines Harnsedimentes und deren Auswirkungen.

Sediment: Bodensatz

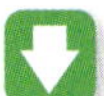
AB 25

Überstand: Flüssigkeit oberhalb des Bodensatzes

Dekantieren: Abtrennen einer Flüssigkeit von einem Bodensatz

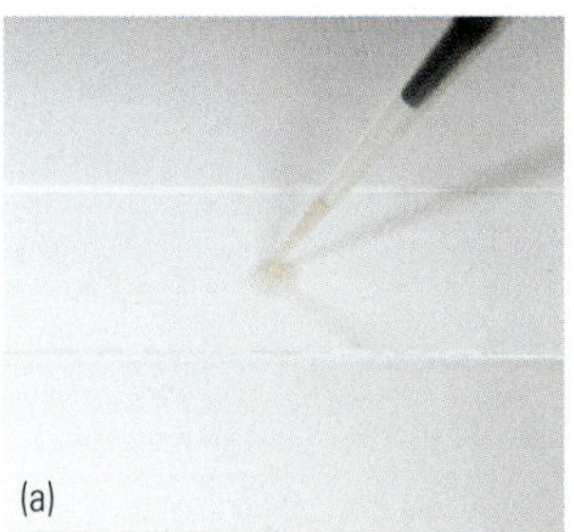
(a)

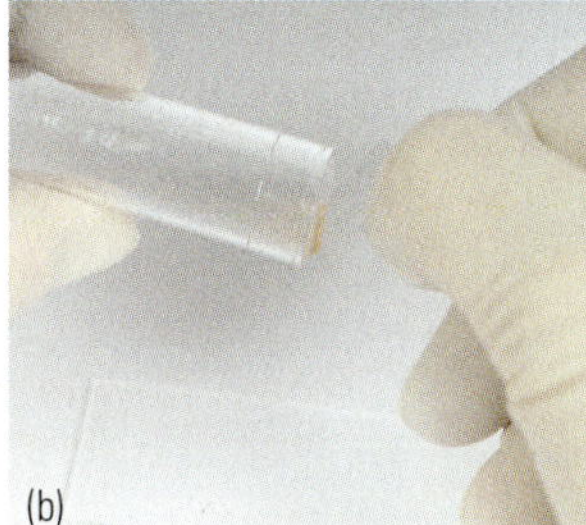
(b)

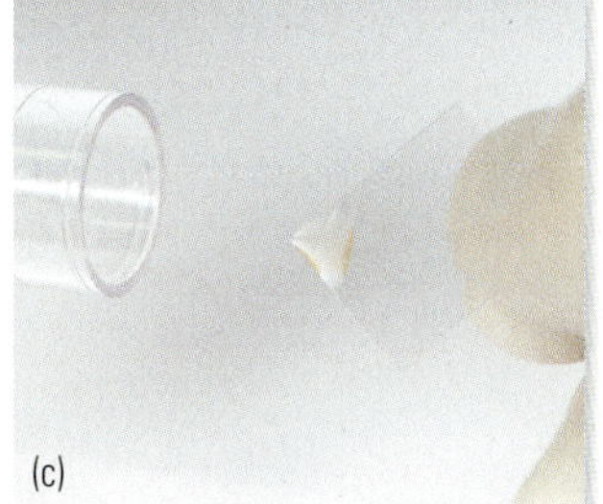
(c)

Bild 73.2 Aufbringen des Sedimentes auf den Objektträger.

Fehler	Auswirkung
Harn zu alt	Bestimmte Bestandteile haben sich evtl. zersetzt und sind nicht mehr zu beurteilen.
Harn nicht gemischt	Es finden sich zu wenige Bestandteile im Sediment, die Beurteilung ist verfälscht.
zu wenig Harn zentrifugiert	Insgesamt zu wenige Bestandteile im Sediment, die Beurteilung ist verfälscht.
bei zu hoher Drehzahl zentrifugiert	Bestimmte Bestandteile werden zerstört, keine Beurteilung mehr möglich.
bei zu niedriger Drehzahl zentrifugiert	Zu geringe Sedimentmenge, die Beurteilung ist verfälscht.
zu geringe Sedimentmenge auf dem Objektträger	Das Sediment trocknet zu schnell ein.
zu große Sedimentmenge auf dem Objektträger	Das Sediment „schwimmt", die Bestandteile bewegen sich und könnten mehrfach gezählt werden.

Tabelle 74.1 Fehler bei der Herstellung eines Harnsedimentes und deren Auswirkungen.

Auswertung:

- Objektträger auf dem Kreuztisch einklemmen.
- Kondensor des Mikroskops mithilfe des Kondensortriebs nach unten bringen, die Leuchtfeldblende etwas verkleinern.
- Licht, Kontrast und Schärfe so regulieren, dass das Licht leicht gelblich erscheint.
- Eine 100-fache Vergrößerung einstellen (Objektiv 10:1, Okulare 10:1). Damit verschafft man sich einen Überblick. Bei dieser Vergrößerung das Sediment auf evtl. vorhandene Zylinder durchmustern.
- Danach die 400-fache Vergrößerung einstellen (Objektiv 40:1, Okulare 10:1).
- Mit dieser Vergrößerung 10–20 Blickfelder durchmustern. Die gefundenen Bestandteile dokumentieren.

Das Aussehen möglicher Bestandteile im Harnsediment und ihre Bedeutung zeigen die Tabellen 75.1, 76.1 und 77.1 auf den folgenden Seiten.

Wenn Zylinder im Harn auftreten, deutet dies fast immer auf eine Nierenerkrankung hin. Zylinder entstehen im Tubulus-System durch Eindickung von Eiweiß.

Die Dokumentation der gefundenen Bestandteile wird pro Blickfeld (dies entspricht in etwa einer Harnmenge von 0,3 µl) angegeben. Die in Tabelle 74.2 dargestellte Dokumentationsmöglichkeit hat sich in der Arztpraxis bewährt.

gefundene Zellen pro Blickfeld	Dokumentation mithilfe von Plus-Zeichen
0–1	(+)
1–5	+
6–15	++
16–50	+++
mehr als 50	massenhaft

Tabelle 74.2 Dokumentation der Bestandteile im Harnsediment.

Nachbereitung und Entsorgung:

- Nach der Untersuchung den Harn aus den Röhrchen verwerfen. Der Harn sollte in die Toilette und nicht in das Handwaschbecken des Labors gegeben werden.
- Einmalspitzröhrchen in den normalen Müll werfen, mehrfach verwendbare Röhrchen fachgerecht desinfizieren, reinigen und ggf. sterilisieren.
- Objektträger mit den Deckgläschen in einen stich- und bruchfesten Behälter werfen.
- Alle Oberflächen fachgerecht desinfizieren.

Bestandteil	Besonderheiten	Normbereich pro Blickfeld bei 400-facher Vergrößerung	Auftreten
amorphe Urate	größere Mengen färben das Sediment rötlich („Ziegelmehlsediment“)	keine	• saurer Harn • Fieber • Hyperurikämie
Calcium-Oxalate	Trivialname: „Briefumschlagkristalle“	ernährungsbedingt, nicht pathologisch	• nach der Aufnahme oxalatreicher Nahrungsmittel wie z. B. Mangold, Rhabarber, Spinat, Tomaten
Tripelphosphate	Trivialname: „Sargdeckelkristalle“	keine	• alkalischer Harn • akute Zystitis • längeres Stehen durch bakterielle Verunreinigung
Harnsäurekristalle	Zitronen- oder Rhombenform, gelb-bräunliche Färbung	keine	• hochkonzentrierter Harn • Fieber • Hyperurikämie • Leukosen • Zytostatikatherapie
Leucin	tritt häufig zusammen mit Tyrosin auf	keine	• schwere Lebererkrankungen mit bevorstehendem Koma
Tyrosin	tritt häufig zusammen mit Leucin auf	keine	• schwere Lebererkrankungen mit bevorstehendem Koma

Tabelle 75.1 Kristalline Bestandeile im Harnsediment und ihre Bedeutung.

Leukosen: bösartige Erkrankungen des Blutes, häufig auch Leukämie genannt

Bestandteil	Aussehen / Besonderheiten	Normbereich pro Blickfeld bei 400-facher Vergrößerung	Auftreten
Leukozyten	größer als Erythrozyten, gekörntes Aussehen im Zellinneren	0–5 (mehr als 3 in jedem Gesichtsfeld sind pathologisch)	• Zystitis • Entzündungen der ableitenden Harnwege
Erythrozyten	doppeltbrechender Rand beim Bedienen des Feintriebes	0–1	• Glomerulonephritis • Zystitis Hinweis: Menstruation abklären
Plattenepithelien	stammen aus dem unteren Abschnitt der Harnröhre oder den äußeren Genitalien	vereinzelt	• vermehrt bei Entzündungen im Bereich der ableitenden Harnwege
Nierenepithelien	Verwechslungsgefahr mit Leukozyten	keine	• Nephritis
Übergangsepithelien (geschwänzte Epithelien)	stammen z. B. aus Nierenbecken, Harnleiter, Blase, Harnröhre	keine	• entzündliche Vorgänge im Bereich der ableitenden Harnwege
Bakterien	als winzige Punkte oder kommaartige Striche erkennbar	keine	• entzündliche Vorgänge im Bereich der ableitenden Harnwege
Hefen	rundovale Form, Verwechslung mit Erythrozyten möglich, haben aber keinen doppeltbrechenden Rand		• Antibiotikatherapie • Sammlung von Harn in verunreinigten Gefäßen • Soor-Kolpitis
Trichomonaden	birnenförmig mit kleinen Geißeln	keine	• Trichomoniasis (nur im frischen Urin)

Tabelle 76.1 Zelluläre Bestandteile im Harnsediment und ihre Bedeutung.

Bestandteil	Normbereich pro Blickfeld bei 400-facher Vergrößerung	Auftreten
hyaliner Zylinder	keine	• nach schwerer körperlicher Anstrengung bei gesunden Personen • nephrotisches Syndrom
granulierter Zylinder	keine	• Glomerulonephritis
Erythrozytenzylinder	keine	• akute Glomerulonephritis mit Blutungen in der Niere
Leukozytenzylinder	keine	• Pyelonephritis
Wachszylinder	keine	• fortgeschrittene Niereninsuffizienz

Tabelle 77.1 Zylinder im Harnsediment und ihre Bedeutung.

hyalin: durchscheinend

3.4 Mikrobiologische Harnuntersuchungen

Mikrobiologische Harnuntersuchungen werden auch Urinkultur genannt. Mithilfe einer Urinkultur kann man

- die Keimzahl feststellen,
- Bakterienstämme unterscheiden,
- Resistenzprüfungen für Antibiotika durchführen.

Die Keimzahlbestimmung kann im Praxislabor erfolgen, die Unterscheidung der verschiedenen Bakterienstämme sowie die Resistenzprüfung auf verschiedene Antibiotika wird meist im Facharztlabor durchgeführt.

In der Arztpraxis werden für das Anlegen einer Urinkultur meist Eintauchnährböden benutzt, die sich in sterilen verschließbaren Röhrchen befinden (Bild 77.1). Die Nährbodenträger sind mit unterschiedlichen Nährböden beschichtet, auf denen harnwegspathogene Keime besonders gut wachsen.

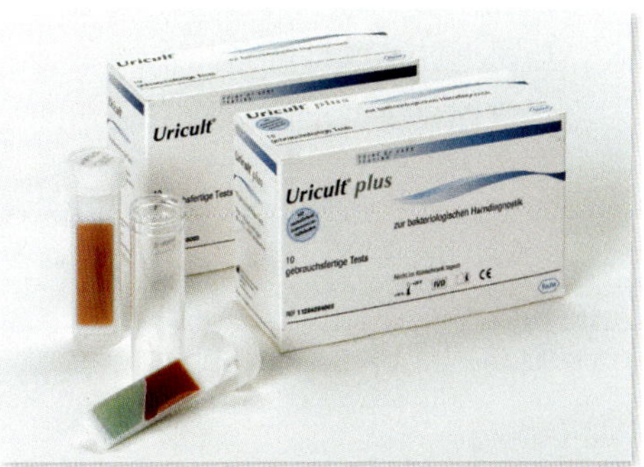

Bild 77.1 Eintauchnährböden.

Agar oder **Agar-Agar:** Fischleim, japanische Gelatine

CLED-Agar: ein Agar, der Cystin (eine Aminosäure), Lactose (Milchzucker) und nur wenig Elektrolyte (Säuren, Salzen, Basen) enthält.

Spirochäten: schraubenförmige Bakterien

Häufig werden bei Eintauchnährböden CLED- und MacConkey-Agar verwendet. CLED-Agar ist ein nährstoffreicher und elektrolytarmer Agar, der für die Bestimmung der Gesamtzahl von Bakterienkolonien gut geeignet ist.

MacConkey-Agar ist ein Gemisch aus Eiweißen, Kochsalz und Lactose. Er eignet sich besonders gut für das Wachstum von Diplokokken, Streptokokken, Salmonellen oder Spirochäten.

Lagerung von Eintauchnährböden. Eintauchnährböden werden bei Zimmertemperatur verschlossen aufbewahrt. Sie dürfen erst geöffnet werden, wenn man sie benötigt. Auf das Verfallsdatum ist zu achten. Aufbewahrung im Kühlschrank oder Einfrieren zerstört den Agar und macht die Nährböden unbrauchbar. Nährböden, die Schimmel- oder Bakterienspuren oder eine ausgeprägte Schrumpfung (Trocknung) zeigen, sind unbrauchbar.

AB 26

Harngewinnung für die mikrobiologische Untersuchung. Vor der Harngewinnung muss die Genitalregion besonders sorgfältig gereinigt werden. Der Patient sollte den ersten Morgenurin als Mittelstrahlurin gewinnen. Falls dies nicht möglich ist, sollte Harn benutzt werden, der mindestens zwei Stunden in der Harnblase zurückgehalten wurde. Der Harn muss in einen sterilen Becher gelassen werden, um auszuschließen, dass ihn Umgebungskeime verunreinigen. Direkt nach der Gewinnung sollte der Harn für die bakteriologische Untersuchung verwendet werden.

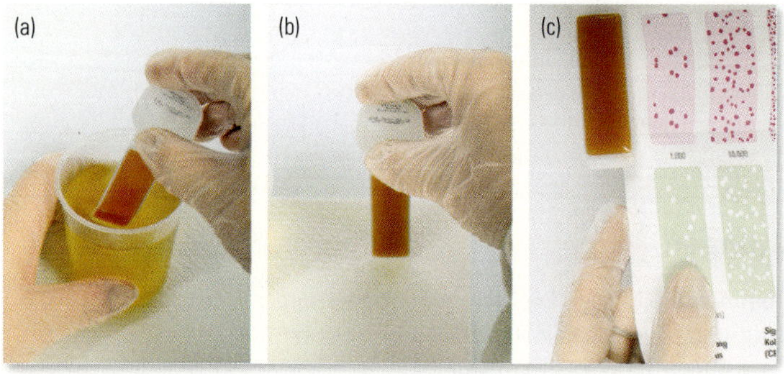

(a) (b) (c)

Bild 78.1 Anlegen einer Urinkultur mittels Eintauchnährboden.

Anlegen einer Urinkultur (Bild 78.1).

- Der Nährboden wird aus dem Röhrchen genommen, die Nährböden dürfen dabei nicht berührt werden. Der Nährboden wird dann in den Harn getaucht oder der Harn wird auf den Nährboden gegossen bzw. geträufelt (a).
- Überschüssigen Harn lässt man abtropfen und von einem Filterpapier aufsaugen (b). Dann wird der Nährbodenträger wieder zurück in das Röhrchen gegeben und dies wird fest verschlossen. Das Röhrchen wird mit dem Namen des Patienten und dem Herstellungsdatum beschriftet und in einem Brutschrank bei 37 °C ca. 16–24 Stunden bebrütet.
- Zur Auswertung wird der Nährbodenträger aus dem Röhrchen genommen und die Koloniendichte mit der Tabelle verglichen (c).

Die Keimzahl wird anhand der Vergleichstabelle abgelesen (Bild 78.2). Weniger als 10.000 Keime bei Erwachsenen gelten als negativ, Keimzahlen über 100.000 sind als pathogen zu betrachten. Ergebnisse zwischen 10.000 und 100.000 sind Grenzfälle, die nochmals untersucht werden sollten. Bei Kindern spricht man bereits ab einer Keimzahl/ml von 10 000 bis 100 000 von einer Infektion.

Entsorgung. Bebrütete Urinkulturen werden durch Verbrennen, Autoklavieren oder den Zusatz von Desinfektionsmitteln vernichtet.

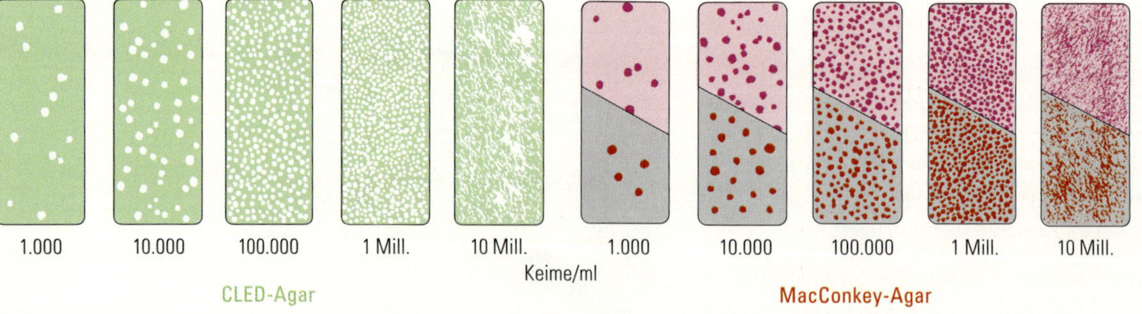

Bild 78.2 Vergleichstabelle zum Ablesen eines bebrüteten Eintauchnährbodens (geteilte Auswertungstabelle von Uricult plus).

E Patienten bei diagnostischen und therapeutischen Maßnahmen der Erkrankungen des Verdauungssystems begleiten (LF 9)

1 Laboruntersuchungen bei Diabetes mellitus

Diabetes mellitus ist eine Stoffwechselerkrankung, bei der der Blutzucker (die Glucose) stets über den Normwerten liegt (Tabelle 79.1). Man unterscheidet zwei Diabetestypen:

- Typ I, auch jugendlicher Diabetes genannt. Hier produziert das Pankreas viel zu wenig oder gar kein Insulin mehr. Mögliche Ursachen sind genetisch bedingte Faktoren, aber auch Viruserkrankungen.
- Typ II, hier bildet das Pankreas noch Insulin, diese Menge ist aber nicht ausreichend oder es kann seine Funktion nicht mehr erfüllen. Meist bekommen ältere Personen einen Diabetes mellitus Typ II, aber auch stark übergewichtige Jugendliche. Deshalb sollte man von der Bezeichnung Altersdiabetes Abstand nehmen.

Je besser ein Diabetiker mit Insulin oder Tabletten eingestellt ist, desto geringer sind die Komplikationen. Dies ist wichtig, denn die Komplikationen sind schwerwiegend. Häufig sind es Durchblutungsstörungen, die zu folgenden Komplikationen und Erkrankungen führen können:

- Wundheilungsstörungen,
- Retinopathie (Netzhauterkrankungen),
- Nephropathie,
- diabetischer Fuß,
- Impotenz.

Deshalb werden Patienten mit Diabetes mellitus regelmäßig medizinisch überwacht.

Bei Patienten mit den typischen Symptomen eines Diabetes mellitus wie Polyurie, Gewichtsverlust und Polydipsie (gesteigertes Durstgefühl) werden Blutzuckerbestimmungen durchgeführt (Bild 81.1, Seite 81).

Untersuchungsmaterial	Kinder (nüchtern)	Erwachsene (nüchtern)
Serum und Na-Fluorid-Plasma	60 – 99 mg/dl 3,5 – 5,5 mmol/l	60 – 99 mg/dl 3,3 – 5,5 mmol/l
Kapillarblut	< 90 mg/dl	< 120 mg/dl

Tabelle 79.1 Blutzucker-Normwerte.

Wichtiger Hinweis. Eine Qualitätssicherung nach den Richtlinien der Bundesärztekammer (Rili-BÄK) ist Voraussetzung für zuverlässige Ergebnisse (Bild 80.1, folgende Seite).

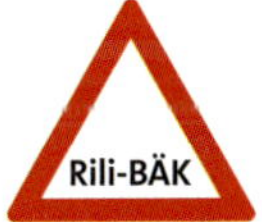

Für die Blutzuckermessungen in einem qualitätsgesicherten Labor ist es wichtig, dass man

- Natrium-Fluorid-Röhrchen (Glycolysehemmer) oder
- Serum verwendet.

Das Serum muss direkt nach dem Zentrifugieren von den Blutzellen getrennt werden. Werden Serum und Blutzellen nicht getrennt, findet im Röhrchen eine Glycolyse statt. Dies ist der Abbau der Glucose durch die Erythrozyten im Blutröhrchen. Dadurch erhält man falsch verminderte Glucosewerte.

Dokumentationsbogen zur Qualitätssicherung labordiagnostischer Untersuchungen in der patientennahen Sofortdiagnostik nach Rili-BÄK (Richtlinien der Bundesärztekammer)

Praxisanschrift: ______________________________

Gerätetyp: ☐ (Name eintragen) ☐ (Name eintragen)		Serien-Nr.:			Blutzuckerteststreifen: ☐ (Name eintragen) ☐ (Name eintragen)			Kontrolllösung: ☐ (Name eintragen) ☐ (Name eintragen)
Wichtige Information:		Der Aufdruck auf der Teststreifendose ist der Herstellerbereich (± 15 % vom Zielwert)			Einheit: ☐ mg/dl ☐ mmol/l		Analyt: Glukose	Untersuchungsmaterial: Kapillarblut
Datum und Uhrzeit der Messung	Untersucher Name und Unterschrift	Teststreifen Chargen-Nr./Lot. No.	Kontrolllösung Chargen-Nr./Lot. No.	Kontroll-proben-messwert	Zielwert	Zulässiger Bereich*	Messwert im Toleranzbereich (ja/nein)	Beurteilung (wenn Kontrollprobeneinzelwert vom Toleranzbereich abweicht, muss der Vorgang wiederholt und dokumentiert werden)

*Maximal zulässige Abweichung des Einzelwertes vom Zielwert: ± 11 % (nach der Rili-BÄK vom 18.10.2019).

Es wird bestätigt, dass die interne Qualitätssicherung den Richtlinien der Bundesärztekammer entspricht.

Verantwortlich: ____________ Kontrollen i. O. ____________ Datum/Unterschrift ____________

5 Jahre Aufbewahrungspflicht

Bild 80.1 Dokumentationsbogen zur Qualitätssicherung.

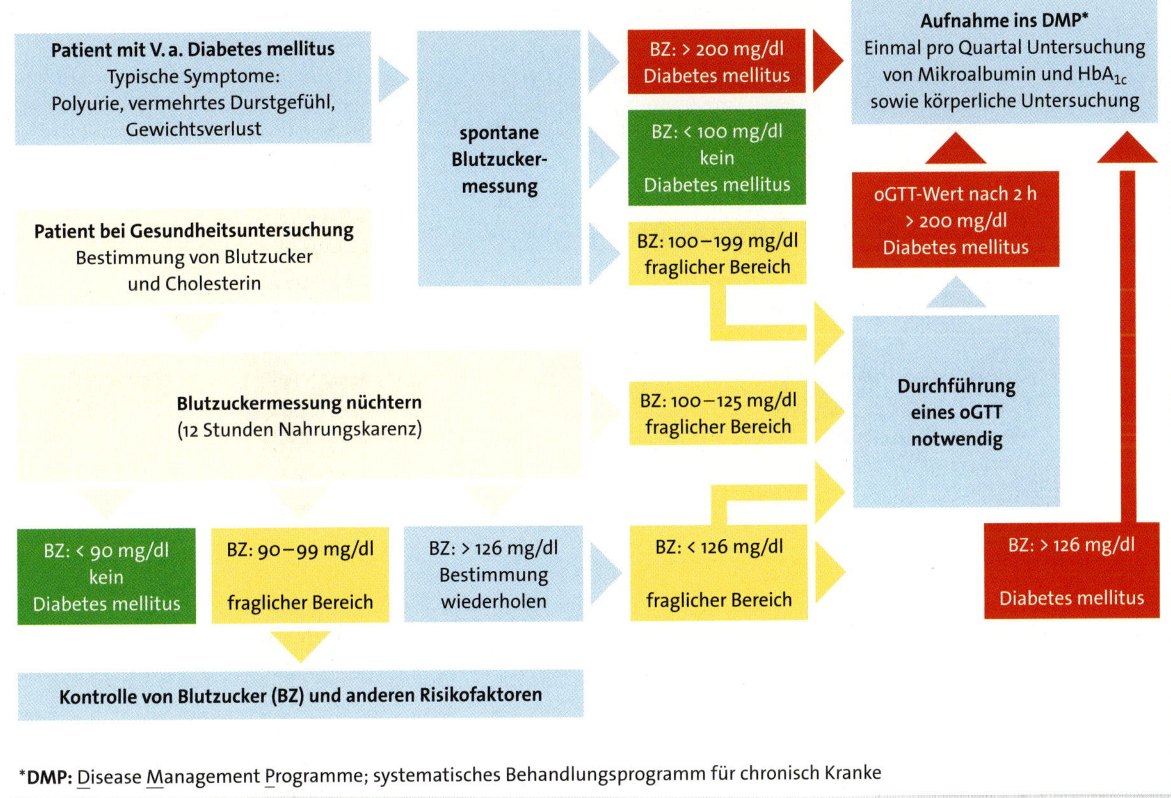

Bild 81.1 Indikationen für Blutzuckerbestimmungen.

1.1 Blutzuckerbestimmung an Blutzuckerkleingeräten

Blutzuckerbestimmungen (Glucosebestimmungen) kann man sowohl nüchtern als auch postprandial durchführen.

Bei der Bestimmung des Nüchternblutzuckers darf der Patient vorher 12 Stunden nichts essen und trinken, außer etwas Mineralwasser.

Wird ein Patient neu mit Insulin eingestellt, erstellt man ein Tagesprofil des Blutzuckerspiegels. Beim Tagesprofil werden mindestens drei Messungen über den Tag verteilt durchgeführt; meistens um 08.00 Uhr, 12.00 Uhr und 16.00 Uhr. Überprüft wird, wie der Blutzuckerspiegel sich im Laufe des Tages und unter normaler Nahrungsaufnahme und Aktivität verhält.

Durchführung. Die kapilläre Blutzuckerbestimmung mithilfe von Blutzuckerkleingeräten wird in der Praxis häufig durchgeführt. Hier wird sie am Beispiel des Accu-Chek®-Gerätes erläutert.

Vor der Bestimmung ist darauf zu achten,

- dass man vor der Bestimmung die Teststreifen auf Verfall prüft,
- dass das Blutzuckerkleingerät mit einem Chip codiert wird,
- dass man bei Chargenwechsel und einmal wöchentlich eine Qualitätssicherung durchführt.

Die Begriffe **Blutzucker** und **Glucose** werden im Folgenden gleichbedeutend verwendet.

postprandial: Bedeutung im Zusammenhang mit der Blutzuckerbestimmung: bis zu 2 Stunden nach der Nahrungsaufnahme

Die Blutzuckerbestimmung am Patienten wird wie folgt durchgeführt (Bild 82.1):

- Als erstes legt man alle benötigten Materialien für eine kapilläre Blutentnahme, das Blutzuckerkleingerät und die Teststreifen bereit,
- dann schaltet man das Blutzuckerkleingerät an und führt den Teststreifen in die vordere Öffnung ein.
- Als nächstes führt man eine kapilläre Blutentnahme durch. Wird ein Desinfektionsmittel verwendet, muss dieses vollständig getrocknet sein, ansonsten verfälscht es das Ergebnis.
- Ein kleiner Tropfen Blut wird an den Teststreifen gebracht, die Messung startet automatisch und das Ergebnis erscheint innerhalb einer Minute auf dem Display.

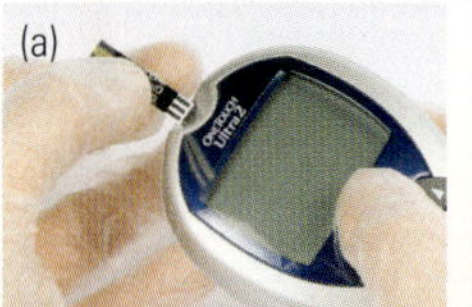

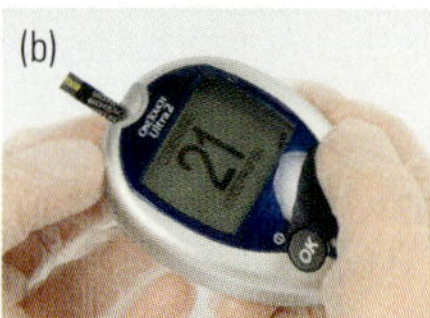

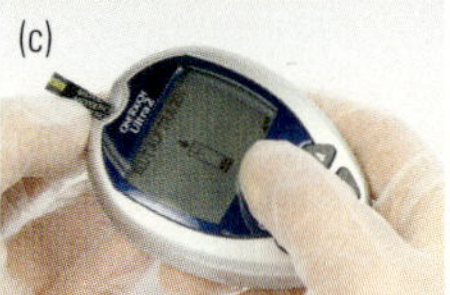

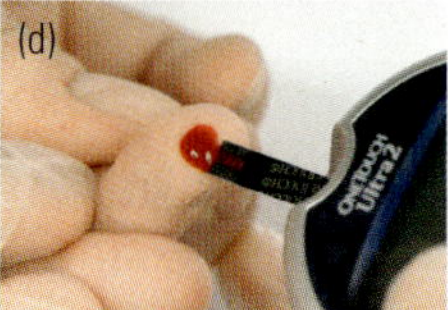

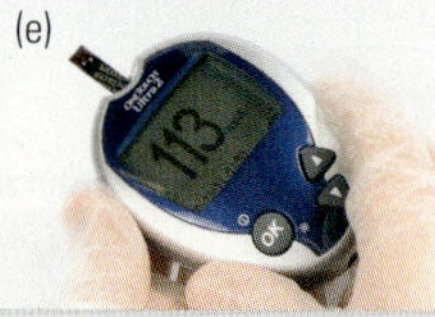

Bild 82.1 Durchführung der Blutzuckerbestimmung.
a) Streifen einführen, b) Codierung, c) Anweisung auf Display, d) kapilläre Blutentnahme, e) Ergebnis ablesen.

1.2 Oraler Glucosetoleranztest (oGTT)

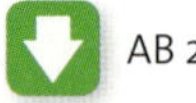
AB 27

Liegen Gelegenheitsmessungen des Blutzuckerspiegels außerhalb des Normbereiches, besteht der Verdacht auf einen Diabetes mellitus. Dann wird ein oraler Glucosetoleranztest durchgeführt, um einen Diabetes mellitus auszuschließen bzw. zu diagnostizieren.

Für sichere Ergebnisse muss man

- sich drei Tage vor dem Test kohlenhydratreich ernähren,
- auf eine normale körperliche Aktivität achten,
- zur Testdurchführung nüchtern erscheinen (10 bis 16 Stunden Nahrungskarenz),
- vor und während des Tests das Rauchen unterlassen.

Bei Frauen ist es wichtig, dass der oGTT in der ersten Hälfte des Zyklus durchgeführt wird, weil die Ergebnisse aussagekräftiger sind. Der oGTT sollte nicht drei Tage vor, während und drei Tage nach der Menstruation bestimmt werden.

Die Bestimmung der Blutzuckerwerte für den oGTT soll aus venösem Plasma in einem qualitätsgesicherten Labor erfolgen. Eine Bestimmung an Blutzuckerkleingeräten ist nicht geeignet, da diese kein vergleichbar präzises Ergebnis erstellen wie ein Fachlabor.

Durchführung des oGTT bei Erwachsenen. Zuerst wird der Nüchternblutzucker abgenommen, dann muss der Patient 75 g Glucose in 300 ml Flüssigkeit innerhalb von fünf Minuten trinken (z. B. Accu-Chek Dextrose O.G.T®, Bild 82.2). Der Patient wartet zwei Stunden in der Praxis, damit der Test durch Aktivität oder Nahrungsaufnahme nicht beeinflusst werden kann. Nach zwei Stunden wird nochmals Blut abgenommen. Manche Praxen untersuchen dann zusätzlich den Urin auf Glucose, um zu testen, ob die Nierenschwelle überschritten wurde.

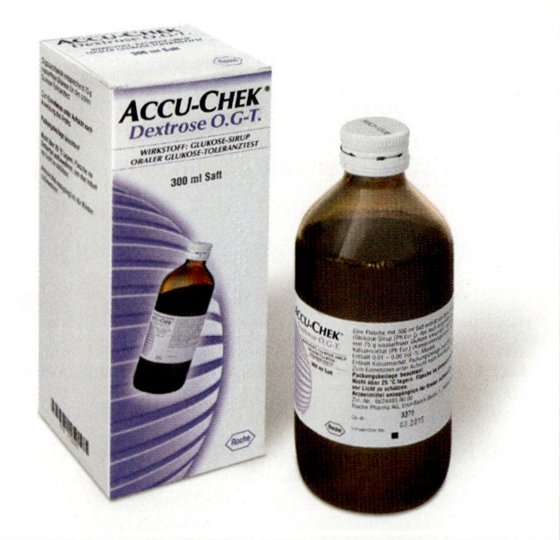

Bild 82.2 Glucoseflüssigkeit zur Durchführung des oGTT.

Durchführung des oGTT bei Kindern. Bei Kindern verläuft die Durchführung wie bei Erwachsenen, nur die zu trinkende Glucosemenge ist abhängig vom Körpergewicht. Man nimmt pro Kilogramm Körpergewicht 1,75 g Glucose oder 7 ml Accu-Chek Dextrose O.G.T®.

Zur Beurteilung, ob ein Diabetes mellitus vorliegt, werden die Ergebnisse der Blutzuckermessung mit den für den oGTT geltenden Normbereichen verglichen (Tabelle 83.1) und in den Untersuchungsbogen eingetragen (Bild 84.1, folgende Seite).

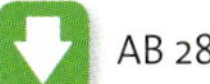
AB 28

Untersuchungsmaterial	Normbereich	gestörte Glucosetoleranz	Diabetes mellitus
Serum und Fluorid-Citrat-Plasma/ Natrium-Fluorid-Plasma	< 140 mg/dl < 7,8 mmol/l	140–199 mg/dl 7,8–11,0 mmol/l	≥ 200 mg/dl ≥11,1 mmol/l
Kapillarblut	< 140 mg/dl	140–199 mg/dl	≥200 mg/dl

Tabelle 83.1 Beurteilung des oGTT bei Erwachsenen und Kindern; Werte nach 2 Stunden.

Durchführung des oGTT bei Schwangeren. Schwangere trinken ebenfalls 75 g Glucose in 300 ml Flüssigkeit. Der Glucosegehalt im Blut wird nüchtern, dann nach einer Stunde und nach zwei Stunden untersucht. Für die Entscheidung, ob ein Gestationsdiabetes vorliegt, müssen mindestens zwei der drei Glucosewerte pathologisch ausfallen. Die Ergebnisse der Blutzuckermessungen werden ebenfalls mit den für den oGTT geltenden Normbereichen verglichen (Tabelle 83.2) und in den Untersuchungsbogen (Bild 84.2, folgende Seite) eingetragen. Der oGTT wird bei Schwangeren nur dann durchgeführt, wenn das Ergebnis des Glucose Challenge Testes GCT (1-Stunden-Glucose > 134 mg/dl nach Einnahme von 50 g Glucose) auffällig war.

Gestation (lat.): Schwangerschaft

Untersuchungsmaterial	Nüchternbereich	nach 1 Stunde	nach 2 Stunden
Serum und Fluorid-Citrat-Plasma/ Natrium-Fluorid-Plasma	< 92 mg/dl < 5,1 mmol/l	< 180 mg/dl < 10,0 mmol/l	< 153 mg/dl < 8,5 mmol/l
Kapillarblut	< 90 mg/dl	< 180 mg/dl	< 155 mg/dl

Tabelle 83.2 Beurteilung des oGTT bei Schwangeren während SSW 24–28.

1.3 Bestimmung des HbA_{1c}- Wertes

Blutzuckermessungen sind immer nur Momentaufnahmen, deshalb wird bei Diabetikern alle drei Monate der HbA_{1c}-Wert bestimmt, um Komplikationen des Diabetes mellitus zu mindern bzw. zu vermeiden.

HbA_{1c} ist glykiertes Hämoglobin, d. h. Glucose wird durch eine chemische Reaktion an das Hämoglobin gebunden. Diese Verbindung ist stabil, deshalb ist HbA_{1c} ein sehr guter Marker für die Langzeitkontrolle eines Diabetikers. Er zeigt die Stoffwechsellage der letzten 4 bis 12 Wochen an (Lebensdauer der Erythrozyten ca. 120 Tage). Die Bestimmung erfolgt aus EDTA-Blut.

Beurteilung. Der Normbereich bei Gesunden liegt bei < 6 % HbA_{1c} bzw. < 42 mmol/mol Hb. Dies entspricht einem Wert von 20–42 mmol/mol Hb. Diabetiker sollten bei einer guten Einstellung einen Wert von 7 % bzw. 53 mmol/mol Hb nicht überschreiten (Tabelle 85.1, Seite 85).

Manche Labore geben zusätzlich die von HbA_{1c} abgeleitete mittlere Glucosekonzentration an. Dies soll für Patienten eine anschauliche Größe sein, da dieser Wert den Durchschnittswert der Glucose pro Tag angibt.

HbA_{1c} ist auch als Frühmarker für Diabetes mellitus ausgewiesen.

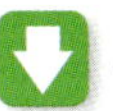
AB 29

Glykierung: chemischer Prozess, bei dem Kohlenhydratgruppen an Proteine angehängt werden

Diabetes-Diagnostik bei Erwachsenen und Kindern

(Nach Praxis-Leitlinien der Deutschen Diabetes-Gesellschaft 2005)

normal

abnorme Nüchternglucose / gestörte Glucosetoleranz

Diabetes mellitus

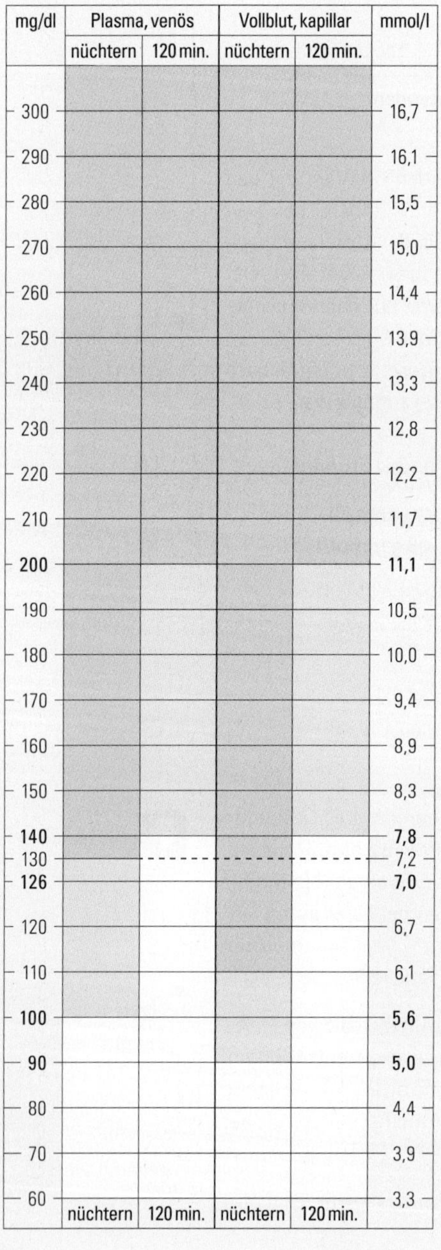

mg/dl	Plasma, venös		Vollblut, kapillar		mmol/l
	nüchtern	120 min.	nüchtern	120 min.	
300					16,7
290					16,1
280					15,5
270					15,0
260					14,4
250					13,9
240					13,3
230					12,8
220					12,2
210					11,7
200					**11,1**
190					10,5
180					10,0
170					9,4
160					8,9
150					8,3
140					**7,8**
130					7,2
126					**7,0**
120					6,7
110					6,1
100					**5,6**
90					5,0
80					4,4
70					3,9
60					3,3
	nüchtern	120 min.	nüchtern	120 min.	

Bild 84.1 Untersuchungsbogen für den oralen Glucosetoleranztest bei Erwachsenen und Kindern.

Bewertung bei Schwangerschaft

Ein Gestationsdiabetes liegt vor, wenn mindestens 2 Glucosewerte die Grenzwerte (- - - -) überschreiten.

(Nach Empfehlungen zu Diagnostik und Therapie des Gestationsdiabetes der Deutschen Gesellschaft für Gynäkologie und Geburtshilfe e. V. September 2004)

normal

Gestationsdiabetes

Hinweis: Grenzwert der Nüchternglucose für **venöses Plasma** 95 mg/dl (5,3 mmol/l); übrige Grenzwerte identisch mit denen für kapillares Vollblut.

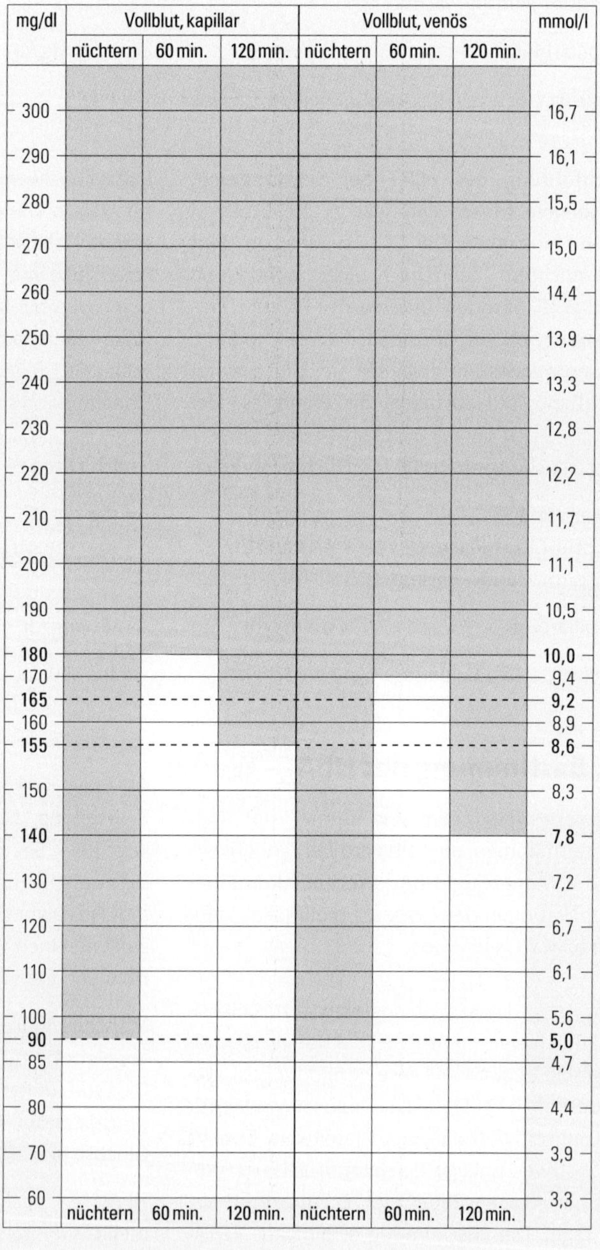

mg/dl	Vollblut, kapillar			Vollblut, venös			mmol/l
	nüchtern	60 min.	120 min.	nüchtern	60 min.	120 min.	
300							16,7
290							16,1
280							15,5
270							15,0
260							14,4
250							13,9
240							13,3
230							12,8
220							12,2
210							11,7
200							11,1
190							10,5
180							**10,0**
170							9,4
165							**9,2**
160							8,9
155							**8,6**
150							8,3
140							**7,8**
130							7,2
120							6,7
110							6,1
100							5,6
90							**5,0**
85							4,7
80							4,4
70							3,9
60							3,3
	nüchtern	60 min.	120 min.	nüchtern	60 min.	120 min.	

Bild 84.2 Untersuchungsbogen für den oralen Glucosetoleranztest bei Schwangerschaft.

HbA_{1c} Umrechnungstabelle			
Definitionen	alte Einheit	= NGSP Einheit	= %HbA_{1c}
	neue Einheit	= IFCC Einheit	= mmol/mol
Umrechnungsformeln	alt	= 0,0915 neu + 2,15 %	
	neu	= 10,93 alt – 23,5 mmol/mol	
HbA_{1c} alt	HbA_{1c} neu	HbA_{1c} alt	HbA_{1c} neu
4,0	**20**	8,1	**65**
4,1	**21**	8,2	**66**
4,2	**22**	8,3	**67**
4,3	**23**	8,4	**68**
4,4	**25**	8,5	**69**
4,5	**26**	8,6	**70**
4,6	**27**	8,7	**71**
4,7	**28**	8,8	**72**
4,8	**29**	8,9	**73**
4,9	**30**	9,0	**74**
5,0	**31**	9,1	**76**
5,1	**32**	9,2	**77**
5,2	**33**	9,3	**78**
5,3	**34**	9,4	**79**
5,4	**36**	9,5	**80**
5,5	**37**	9,6	**81**
5,6	**38**	9,7	**83**
5,7	**39**	9,8	**84**
5,8	**40**	9,9	**85**
5,9	**41**	10,0	**86**
6,0	**42**	10,1	**87**
6,1	**43**	10,2	**88**
6,2	**44**	10,3	**89**
6,3	**45**	10,4	**90**
6,4	**46**	10,5	**91**
6,5	**48**	10,6	**92**
6,6	**49**	10,7	**93**
6,7	**50**	10,8	**95**
6,8	**51**	10,9	**96**
6,9	**52**	11,0	**97**
7,0	**53**	11,1	**98**
7,1	**54**	11,2	**99**
7,2	**55**	11,3	**100**
7,3	**56**	11,4	**101**
7,4	**57**	11,5	**102**
7,5	**58**	11,6	**103**
7,6	**60**	11,7	**104**
7,7	**61**	11,8	**105**
7,8	**62**	11,9	**107**
7,9	**63**	12,0	**108**
8,0	**64**		

Tabelle 85.1 Umrechnungstabelle HbA_{1c} (Auszug).

1.4 Nachweis von Mikroalbumin im Urin

Eine häufige Komplikation bei Diabetes mellitus, aber auch bei Hypertonie, ist eine Nephropathie, die durch Veränderung der Blutgefäße der Nieren entsteht. Diese Veränderung kann man nicht aufhalten, den Patienten aber so einstellen, dass die Erkrankung langsamer fortschreitet. Um eine Nephropathie frühzeitig zu erkennen, wird bei betroffenen Patienten der Morgenurin regelmäßig auf Mikroalbumin untersucht. Albumin ist ein Eiweiß, welches von der funktionierenden Niere im Körper zurückgehalten wird. Bei einer beginnenden Nephropathie verliert die Niere diese Fähigkeit.

AB 30

Mikroalbuminurie bedeutet, dass man sehr geringe Mengen an Albumin ausscheidet (> 20 mg/l). Diese Menge wird von herkömmlichen Teststreifen nicht erfasst, da diese nur eine Ausscheidung von mehr als 100 mg/l (10 mg/dl) Gesamteiweiß nachweisen. Die Bestimmung von Mikroalbumin erfolgt deshalb mit einem chromatographisch-immunologischen Teststreifen (z. B. Micral-Test®).

AB 31

Chromatographisch-immunologischer Teststreifen. Auf dem Teststreifen laufen zwei Vorgänge nacheinander ab (Bild 86.1). Der erste Vorgang ist der immunologische. Das im Urin vorhandene Albumin wird an einen Antikörper-Enzym-Konjugat-Komplex gebunden. Danach wandert dieser weiter zum Reaktionsfeld. Hier läuft der zweite, chromatographische Vorgang ab. Das im Komplex enthaltene Enzym reagiert auf dem Reaktionsfeld und es entsteht eine rote Farbe, die proportional zum Albumingehalt im Urin ist. Das bedeutet: je mehr Farbe entsteht, desto mehr Albumin enthält die Urinprobe.

Konjugat:
Verbindung eines unvollständigen Antigens mit einem Eiweißkörper.
Dadurch entsteht ein vollständiges Antigen, das die Bildung von Antikörpern anregen kann.

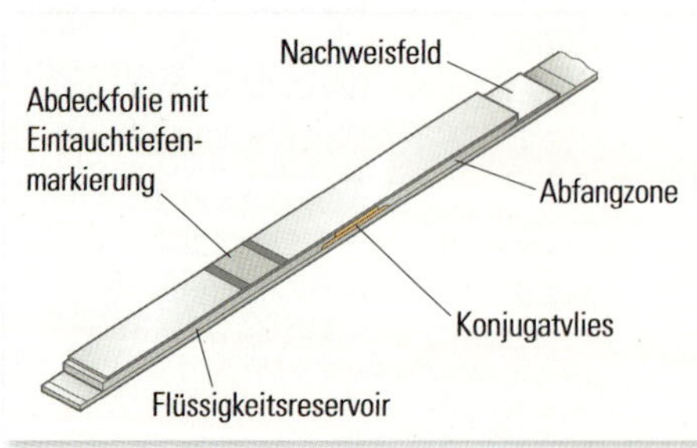

Bild 86.1 Aufbau des immunologischen Teststreifens (Micraltest).

Untersuchungsmaterial. Da die Ausscheidung von Albumin durch Aktivitäten des Patienten beeinflusst werden kann, wird empfohlen, den ersten Morgenurin (Mittelstrahl) zu untersuchen. Die Patienten sollten drei Morgenurine von drei verschiedenen Tagen abgeben.

Durchführung. Die Handhabung des immunologischen Teststreifens unterscheidet sich vom herkömmlichen Urinteststreifen (Bild 86.2):

- Der Teststreifen muss 5 Sekunden bis zur Markierung in den Urin eingetaucht werden (a),
- beim Herausnehmen darf man den Teststreifen nicht am Urinbecher abstreifen (b),
- Teststreifen auf das Uringefäß legen (c); nach 5 Minuten die entstandene Farbe mit der Farbskala an der Teststreifenröhre vergleichen und dokumentieren (d).

Beurteilung.
Normale Ausscheidung: < 20 mg/l
Mikroalbuminurie: 20–300 mg/l

Man spricht erst von einer Mikroalbuminurie, wenn von den drei untersuchten Proben zwei Proben einen Wert > 20 mg/l haben.

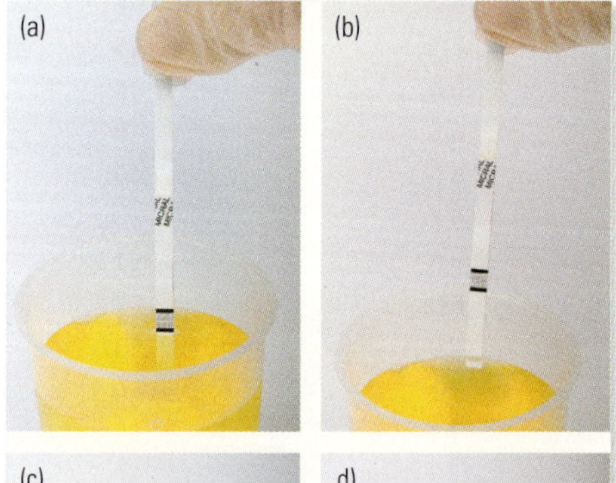

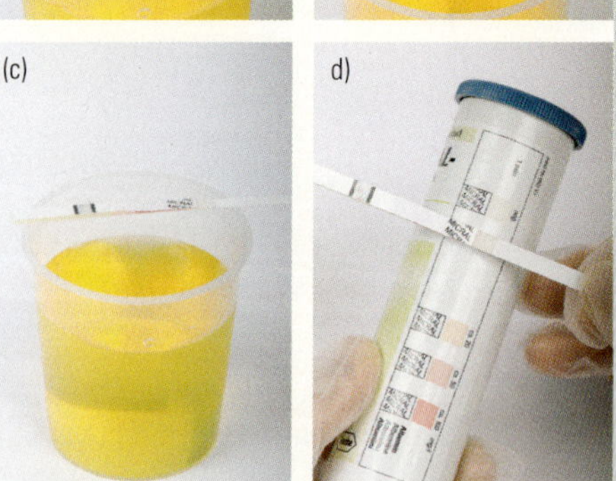

Bild 86.2 Durchführung des Micraltests.

2 Laboruntersuchungen zur Diagnostik von Entzündungen (Entzündungsmarker)

2.1 Blutsenkungsgeschwindigkeit (BSG)

Die Blutsenkungsgeschwindigkeit (genauer: Blutkörperchensenkungsgeschwindigkeit) gibt Hinweise auf Entzündungen. Jedoch ist die BSG nicht sofort bei Beginn einer Entzündung erhöht, sie läuft der Entzündung einige Tage nach. Man findet auch noch nach der Genesung erhöhte Werte.

Prinzip. Im antikoagulierten Blut sinken die Erythrozyten schwerkraftbedingt nach unten. Diese Sinkgeschwindigkeit hängt von der Zusammensetzung des Plasmas und der Anzahl der Erythrozyten ab. Bei entzündlichen Prozessen verändert sich die Zusammensetzung des Plasmas, dadurch können die Erythrozyten schneller sinken.

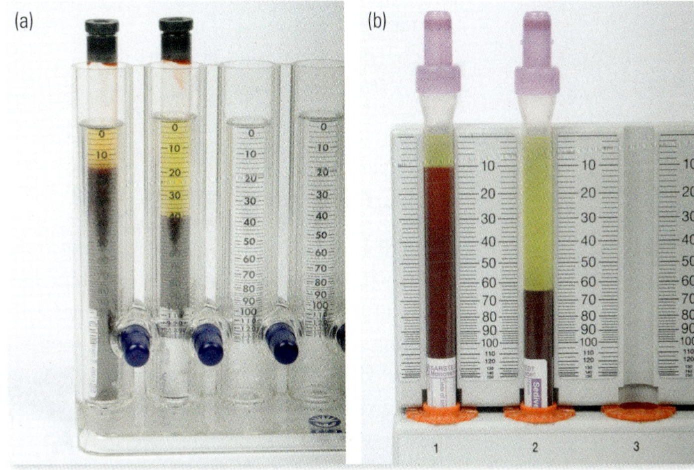

Bild 87.1 Verschiedene Röhrchen für die Blutsenkung.

Durchführung. Man benötigt venöses Blut, welches mit 3,8 %iger Na-Citratlösung im Verhältnis 5:1 verdünnt wird (4 Teile Venenblut und 1 Teil 3,8 %iges Na-Citrat).

Die üblichen Blutentnahmesysteme haben vorgefertigte Blutsenkungsröhrchen, die das Antikoagulanz in der richtigen Menge bereits enthalten. Man muss bei der Blutabnahme auf jeden Fall darauf achten, dass die Röhrchen vollständig gefüllt werden, damit die Verdünnung stimmt. Der Inhalt der Röhrchen wird gut gemischt und dann senkrecht in die Blutsenkungsständer gestellt. Der Nullpunkt wird mithilfe einer Rändelschraube eingestellt.

Für das Vacutainer®- und das S-Monovetten®-System gibt es BSG-Ständer mit Ablesemöglichkeit. Deren Einsatz verringert die Infektionsgefahr, deshalb werden sie in vielen Praxen benutzt (Bild 87.1).

Bei beiden Systemen wird nach dem Einsetzen der Röhrchen in die Ständer ein Kurzzeitwecker auf eine Stunde gestellt. Nach dieser Zeit liest man ab, wie weit sich die Erythrozyten abgesetzt haben. Es wird die Grenze zwischen Erythrozyten und Plasma am unteren Meniskus abgelesen. Dieser Wert wird dokumentiert. Dann stellt man den Wecker auf eine weitere Stunde, liest wieder ab und dokumentiert diesen Wert ebenfalls. Die Ergebnisse werden in Millimeter / Stunde (mm/h) angegeben. Die Ergebnisse der zweiten Stunde werden mit einem Schrägstrich von der ersten Zahl getrennt.

Die Verdünnung lässt sich auch manuell herstellen, indem man in einer 2-ml-Spritze 0,4 ml Na-Citrat aufzieht und dann 1,6 ml Blut nachzieht. Danach muss man die Probe gut vermischen. Diese Verdünnung wird mit einer Westergrenpipette bis zum Nullpunkt aufgezogen. Wichtig ist, dass die Westergrenpipette senkrecht steht.

Beurteilung. Bei Männern und Frauen gibt es geringe Unterschiede im Normbereich, da Männer mehr Erythrozyten haben als Frauen (Tabelle 87.1).

	nach 1 Stunde	nach 2 Stunden
Frauen	< 10 mm	< 20 mm
Männer	< 8 mm	< 18 mm

Tabelle 87.1 Normbereiche der BSG.

Meniskus: gewölbte Oberfläche einer Flüssigkeit in einer Kapillare

Beschleunigte BSG-Werte findet man bei
- Infektionskrankheiten,
- Entzündungen,
- Tumorerkrankungen,
- Autoimmunprozessen,
- rheumatischen Erkrankungen,
- Anämien,
- Schwangerschaft und während der Menstruation.

Verlangsamte BSG-Werte findet man bei
- Polyzythämia vera (krankhafte Vermehrung aller Blutzellen im Knochenmark),
- Polyglobulie (Vermehrung der Erythrozyten durch Sauerstoffmangel, z. B. bei COPD),
- Exsikkosis (Austrocknung der Patienten durch verminderte Flüssigkeitsaufnahme oder starken Flüssigkeitsverlust wie z. B. bei Diarrhoe),
- bestimmten Medikamenten.

2.2 C-reaktives Protein (CrP)

AB 32

Das CrP ist ein spezifischer Entzündungsmarker, ein sogenanntes Akute-Phase-Protein. CrP ist bereits zu Beginn und während einer Entzündung nachweisbar. Mit der Bestimmung des CrP kann man nicht nur eine Entzündung nachweisen, sondern je nach Höhe des Wertes auch deren Ausmaß. Der Nachweis erfolgt semiquantitativ oder quantitativ im Vollblut, Serum oder Plasma.

Immunoassay (engl.): Immuntest; Nachweismethode mithilfe von Antigen-Antikörper-Reaktionen
assay = Test, Probe

Die qualitative Bestimmung in der Arztpraxis mithilfe eines immunologischen Latexagglutinationstests erfolgt nicht mehr, da sie nicht aussagekräftig genug ist. Die Methode ermöglichte nur eine Aussage darüber, ob CrP vorliegt oder nicht.

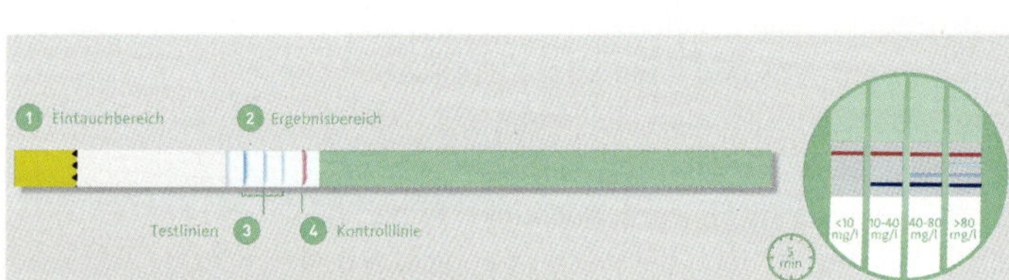

Bild 88.1 CrP-Test mithilfe eines Teststreifens.

NEGATIV

C R T

Die CRP-Konzentration liegt unter 10 mg/l:
Die Testlinie (T) ist nicht erkennbar.

POSITIV

C R T

Die CRP-Konzentration liegt zwischen 10 mg/l und 30 mg/l:
Die Testlinie (T) ist heller als die Referenzlinie (R).

C R T

Die CRP-Konzentration liegt bei 30 mg/l:
Die Testlinie (T) und die Referenzlinie (R) haben die gleiche Intensität.

C R T

Die CRP-Konzentration liegt über 30 mg/l:
Die Testlinie (T) ist dunkler als die Referenzlinie (R).

Bild 88.2 CrP-Testauswertung mithilfe einer Testkassette.

2.2.1 Semiquantitative Bestimmung

Die semiquantitative Bestimmung kann mithilfe eines Streifentests oder einer Testkassette erfolgen. Das Testergebnis der Schnelltests zeigt an, in welchem Bereich sich die Höhe des CrP befindet (Bild 88.1).

Häufiger wird ein visueller Immunoassay verwendet. Dabei wird der entstehende Antigen-Antikörper-Komplex farblich sichtbar gemacht. Die ungefähre Höhe des CrP lässt sich durch die sichtbaren Streifen auf dem Teststreifen (Bild 88.1) oder die sichtbaren Streifen im Ergebnisfeld der Testkassette (Bild 88.2) ablesen.

2.2.2 Quantitative Bestimmung

Eine quantitative Bestimmung des CrP ist die genaueste, da diese einen exakten Wert ausgibt. Dieser gibt je nach Höhe einen Hinweis auf die Art der Entzündung. Hierfür kommen halbautomatische oder vollautomatische Systeme zum Einsatz.

Bei einem **halbautomatischen System** gibt man die vorbereitete Patientenprobe auf die Testmembran. Enthält die Probe CrP, wird das CrP an die auf der Testkassette befindlichen Antikörper gegen CrP gebunden. Dies ist die Antigen-Antikörper-Reaktion. Dann wird ein sogenanntes Konjugat zugegeben, dieses bindet sich an den Antigen-Antikörper-Komplex. Dadurch werden die Antigen-Antikörper-Komplexe farblich markiert. Nicht gebundenes Konjugat muss mit einer Waschlösung entfernt werden, damit man das genaue Ergebnis erhält. Dann wird mithilfe eines Reflektionsfotometers (Bild 89.1) die entstandene Farbintensität innerhalb von 5 min gemessen und angezeigt. Je mehr Farbe entsteht, desto mehr CrP ist in der Probe.

Bei einem vollautomatischen Analysesystem kommen verschiedene chemische und mechanische Testverfahren sowie Messtechniken zum Einsatz. In der Testkassette ist ein Probennehmer integriert. Damit wird das Kapillarblut direkt abgenommen. Anschließend wird der Probennehmer wieder in die Kassette eingesetzt und die Testkassette in das Gerät. Durch manuelles Schließen des Deckels wird die Testkassette in die Analysekammer des Analysegeräts transportiert. Test- und chargenspezifische Informationen werden von dem Barcode-Etikett abgelesen. Danach beginnt die Verarbeitung der Testkassette. Die Proben und Reagenzien werden automatisch während des Testablaufes gemischt. Der Reaktionsbereich besteht entweder aus einer Farbmembran oder einem Reaktionsgefäß. Die Kamera erkennt das reflektierte oder durchgelassene Licht, welches innerhalb von 3 Minuten in das Testergebnis umgerechnet und auf dem Touchscreen angezeigt wird (Bild 89.2)

Stark erhöhte CrP-Werte findet man bei

- schweren bakteriellen Infektionen,
- akutem Schub rheumatischer Erkrankungen,
- Morbus Crohn.

Schwach erhöhte CrP-Werte findet man bei

- schweren viralen Erkrankungen,
- Parasitosen,
- Herzinfarkt,
- malignen Tumoren,
- lokalen bakteriellen Infektionen,
- Thrombosen,
- nach Unfällen,
- nach Operationen.

Beurteilung. Tabelle 89.1 zeigt den Normbereich von CrP sowie die Beurteilung erhöhter Werte.

Normbereich	schwach erhöht	stark erhöht
< 5 mg/l	6–100 mg/l	> 100 mg/l

Tabelle 89.1 CrP-Werte (je nach Verfahren und Hersteller unterschiedliche Werte).

Qualitätssicherung. Werden Messsysteme mit Unit-use-Reagenzien in der POCT eingesetzt, sieht die Rili-BÄK eine Ausnahmeregelung für die interne Qualitätssicherung vor. In diesem Fall erfolgt die Qualitätskontrolle gemäß Herstelleranweisungen. Das Ergebnis ist zu dokumentieren. Unit-use-Reagenzien sind solche Reagenzien, die für Einzelbestimmungen portioniert und mit einer Untersuchung verbraucht sind.

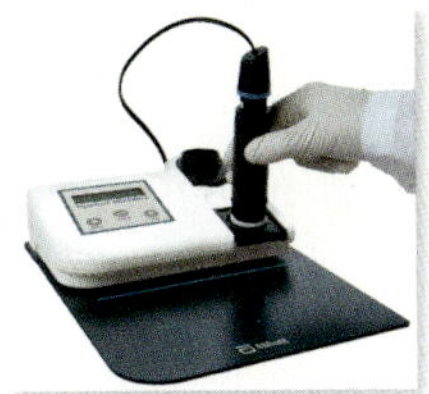

Bild 89.1
Quantitative, halbautomatische Bestimmung (Nycocard®-READER II).

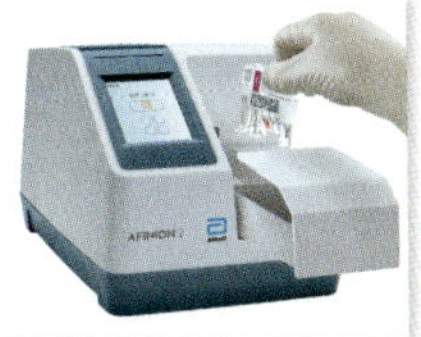

Bild 89.2
Quantitative, vollautomatische Bestimmung (AFINION™).

2.3 Nachweis von Streptokokken A

Streptokokken A sind als Erreger von Streptokokkenangina und Scharlach bekannt. Später eintretende Komplikationen, wie z. B. rheumatisches Fieber, Herzinsuffizienz und Glomerulonephritis können durch den schnellen Nachweis verhindert bzw. früher erkannt werden.

Testprinzip. Der qualitative Nachweis von Streptokokken A ist ein visueller Antigen-Antikörpernachweis (Immunoassay). Auf dem Testfeld befinden sich mit Farbpartikeln versehene Antikörper gegen Streptokokken A. Enthält die Patientenprobe Streptokokken A, binden diese sich an die Antikörper und bilden einen Antigen-Antikörper-Komplex. Dieser Komplex wandert mithilfe von Kapillarkräften bis zum Testfeld, wo sich eine Farblinie bildet. Zur korrekten Auswertung muss eine weitere Farblinie im Kontrollbereich entstehen. Nur dann hat man die Sicherheit, dass der Test funktioniert hat und genügend Probenmaterial aufgebracht wurde.

Beurteilung. Findet man nach der Reaktionszeit nur eine Farblinie im Kontrollbereich, ist das Ergebnis negativ, d. h. es sind keine Streptokokken A nachweisbar.

Findet man zwei Farblinien im Testbereich und im Kontrollbereich, ist das Ergebnis positiv, d. h. es sind Streptokokken A vorhanden.

Ist im Kontrollbereich keine Linie zu sehen, darf der Test nicht ausgewertet werden und man muss ihn wiederholen.

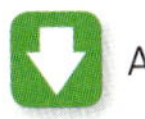

AB 33

F Patienten bei der Prävention begleiten (LF 11)

AB 34

Gemeinsamer Bundesausschuss (G-BA): besteht aus Vertretern der Ärzte und der Krankenkassen, legt den Leistungskatalog der gesetzlichen Krankenkassen fest.

risikoadaptiert: Personen mit deutlich erhöhtem Risiko sollen erkannt werden

1 Allgemeine Gesundheitsuntersuchung und Screening auf Bauchaortenaneurysmen sowie Hepatitis-B- und Hepatitis-C-Virusinfektionen

1.1 Ziele und Inhalte der allgemeinen Gesundheitsuntersuchung

Die Richtlinie des Gemeinsamen Bundesausschusses über die Gesundheitsuntersuchungen zur Früherkennung von Krankheiten (Gesundheitsuntersuchungs-Richtlinie) legt die Ziele und Inhalte der Allgemeinen Gesundheitsuntersuchung fest sowie die anspruchsberechtigten Personengruppen.

Ab 18 Jahre bis 34 Jahre haben anspruchsberechtige Männer und Frauen einen einmaligen Anspruch auf eine allgemeine Gesundheitsuntersuchung. Ab 35 Jahre haben Versicherte alle drei Jahre Anspruch auf eine allgemeine Gesundheitsuntersuchung mit verschiedenen Leistungen (Bild 90.1).

Anamnese	• Eigen-, Familien- und Sozialanamnese • Erfassung des Risikoprofils (kardiovaskuläre/onkologische Risikofaktoren)
Klinische Untersuchungen	• Untersuchung zur Erhebung des vollständigen Status (Ganzkörperstatus) • Blutdruckmessung • Erfassung des Impfstatus
Blutuntersuchungen (ab 35 Jahre, vorher nur bei entsprechendem Risikoprofil)	• Lipidprofil (Gesamtcholesterin, LDL-Cholesterin, HDL-Cholesterin, Triglyceride) • Nüchternplasmaglucose)
Urinuntersuchung (ab 35 Jahre)	Harnteststreifenuntersuchung auf • Eiweiß • Glukose • Erythrozyten • Leukozyten • Nitrit
Beratung und risikoadaptierte Aufklärung	• Information über die Ergebnisse und Erörterung der möglichen Auswirkungen. • Hinweis auf Möglichkeiten und Hilfen zur Vermeidung/Abbau gesundheitsschädigender Verhaltensweisen. • ggf. Ausstellung einer Präventionsempfehlung für Leistungen zur verhaltensbezogenen Prävention • ggf. Motivierung zu Nachimpfungen, abhängig vom individuellen Impfstatus.
Folgerung aus den Ergebnissen	Weitergehende, gezielte Diagnostik und ggf. Therapie bei Vorliegen oder Verdacht auf eine Krankheit.

Bild 90.1 Umfang und Leistungen der Gesundheitsuntersuchungen.

Einmaliges Screening auf eine Hepatitis-B- und Hepatitis-C-Virusinfektion

Bei der Inanspruchnahme einer allgemeinen Gesundheitsuntersuchung haben anspruchsberechtigte Männer und Frauen ab 35 Jahren außerdem einmalig Anspruch auf ein Screening auf eine Hepatitis-B-Virusinfektion und eine Hepatitis-C-Virusinfektion. Ziel des Screenings ist, eventuell eine gezielte Behandlung einzuleiten, um die Ausbildung von Leberschäden und weiteren Folgeschäden zu verhindern.

Für das Screening einer Hepatitis-B-Virusinfektion erfolgt eine Blutuntersuchung auf das HBs-Antigen (HBs-Ag). Das Screening auf eine Hepatitis-C-Virusinfektion erfolgt mittels einer Blutuntersuchung auf HCV-Antikörper.

Einmaliges Screening auf Bauchaortenaneurysmen

Anspruchsberechtigte Männer ab 65 Jahre haben entsprechend der Gesundheitsuntersuchungs-Richtlinie außerdem einmalig einen Anspruch auf ein Screening auf Bauchaortenaneurysmen (Bild 91.1).

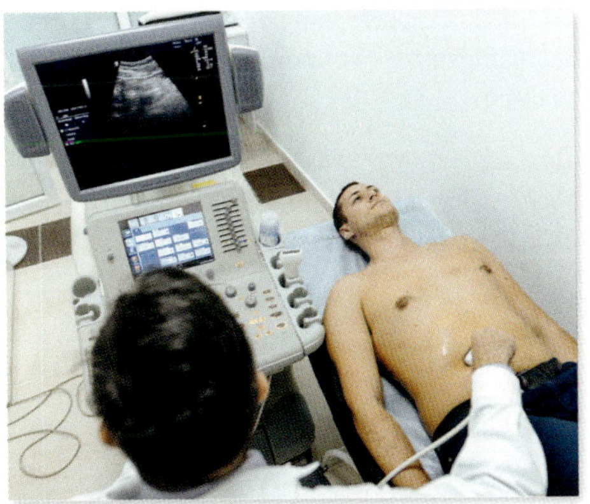

Bild 91.1 Screening auf Bauchaortenaneurysmen einmalig für Männer ab 65 Jahre.

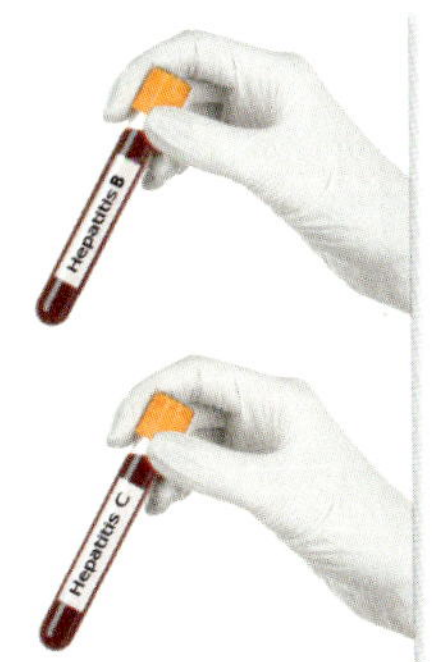

Bild 91.2 Screening auf eine Hepatitis-B- und Hepatitis-C-Virusinfektion einmalig für Frauen und Männer ab 35 Jahren

1.2 Dokumentation der allgemeinen Gesundheitsuntersuchung

Dokumentiert werden die Ergebnisse der allgemeinen Gesundheitsuntersuchung – Anamneseerhebung, Untersuchungsergebnisse, neue Diagnosen/Verdachtsdiagnosen, veranlasste Maßnahmen, das Ausstellen von Präventionsempfehlungen und durchgeführte Beratungen – in der Patientenakte.

1.3 Bestimmung des Lipidprofils

1.3.1 Cholesterinbestimmung

Cholesterin ist ein sogenanntes Blutfett. Der Cholesteringehalt im Blut steigt im Laufe des Lebens an und das Cholesterin lagert sich in den Blutgefäßen ab. Ursachen für eine Hypercholesterinämie können sein:

- Gallensteinleiden,
- koronare Herzkrankheit (KHK),
- Diabetes mellitus (hier wird der Cholesterinspiegel regelmäßig kontrolliert, weil Diabetiker häufiger an Arteriosklerose leiden).

Wenn der Verdacht auf eine der genannten Krankheiten besteht, werden kurative Laboruntersuchungen durchgeführt. Dabei ist die Unterscheidung von HDL- und LDL-Cholesterin wichtig.

HDL-Cholesterin und LDL-Cholesterin. HDL dient dem Transport von Cholesterin vom Gewebe zur Leber, LDL dient dem Transport in umgekehrter Richtung (Bild 92.1, folgende Seite). Auf Grundlage dieser Erkenntnis wird vermutet, dass ein hoher HDL- und ein niedriger LDL-Spiegel dazu führen, dass im Verhältnis mehr Cholesterin von den Gefäßen zur Leber transportiert wird und sich deshalb weniger arteriosklerotische Plaques bilden können. Da die Plaques als eine Ursache für die Arteriosklerose gesehen werden, kommt man zu dem Schluss, dass ein hoher HDL-Spiegel im Blut eher günstig ist. Grundsätzlich gilt: Je höher der Cholesterinwert, desto höher ist das Herzinfarktrisiko.

arteriosklerotische Plaques: Gewebsveränderungen durch Schädigung der Gefäßinnenwand und Einlagerung von Fett

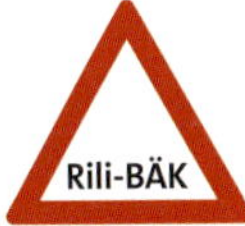

HDL: high density lipoprotein = Lipoprotein mit hoher Dichte

LDL: low density lipoprotein = Lipoprotein mit niedriger Dichte

AB 35

12 Stunden nach der letzten Nahrungsaufnahme werden folgende Werte als normal eingestuft:

- Gesamtcholesterin < 200 mg/dl (< 5,2 mmol/l)
- LDL-Cholesterin < 130 mg/dl (< 3,34 mmol/l)
- HDL-Cholesterin > 40 mg/dl (> 1,04 mmol/l)

Für die Risikobewertung von Herz-Kreislauf-Erkrankungen ist das Verhältnis von LDL zu HDL wichtig:

Der sogenannte LDL-HDL-Quotient wird berechnet, indem man den LDL-Befund durch den HDL-Befund teilt.

Beispiel: $\frac{120 \text{ mg/dl (LDL)}}{50 \text{ mg/dl (HDL)}} = 2{,}4$

Ab Werten von 3,0 steigt das Risiko, eine Herz-Kreislauf-Erkrankung zu erleiden, deutlich an. Ein niedriger LDL-HDL-Quotient (< 2,0) bedeutet ein geringes Herz-Kreislauf-Risiko.

Um die Gefährdung eines Patienten in Hinblick auf sein eigenes Herzinfarktrisiko zu beurteilen, werden nicht nur die Cholesterinwerte, sondern auch andere Risikofaktoren, z. B. Übergewicht, Rauchen usw., in Betracht gezogen.

Achten Sie darauf, dass ein Patient mit Hypercholesterinämie immer zur gleichen Tageszeit zur Blutentnahme bestellt wird, da der Cholesterinspiegel tageszeitlich schwankt.

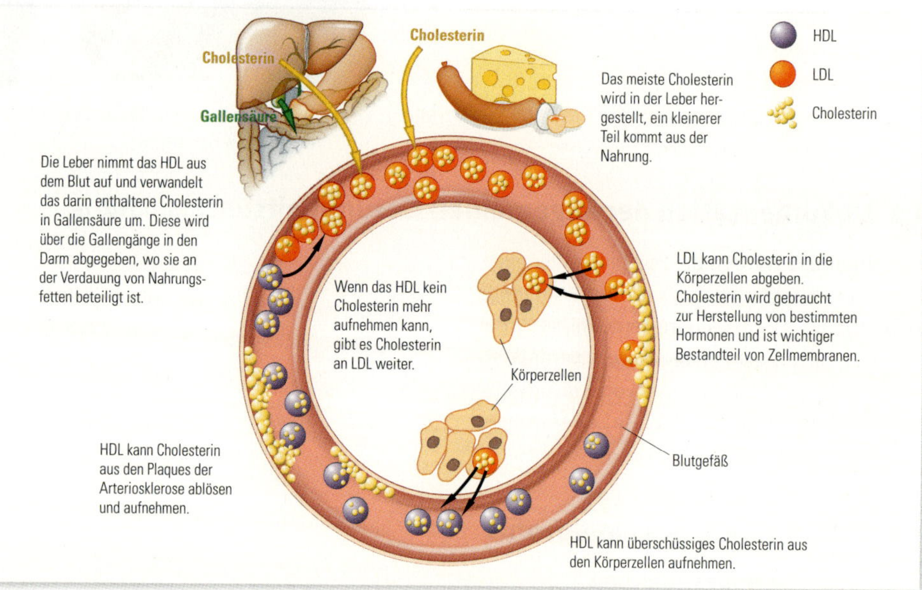

Bild 92.1 Cholesterin (LDL und HDL).

1.3.2 Triglyceridbestimmung

Triglyceride gehören wie Cholesterin zu den Nahrungsfetten. Triglyceride werden mit der Nahrung aufgenommen. Außerdem kann der Körper sie selbst herstellen (in der Leber und im Fettgewebe). Sie sind ein wichtiger Energielieferant und Energiespeicher.

Erhöhte Triglyceridwerte sind ein Risikofaktor für die Bildung von Blutgerinnseln (Thrombosen) und Arteriosklerose. In Verbindung mit hohen Cholesterinwerten sind sie ein Risikofaktor für kardiovaskuläre Erkrankungen.

Normwert: < 150 mg/dl (< 1,7 mmol/l)

Ursachen für eine Hypertriglyceridämie können sein:

- Stoffwechselstörung
- Diabetes mellitus
- Adipositas
- Schilddrüsenunterfunktion
- Nierenerkrankung
- chronischer Alkoholabusus

Ein hoher Anstieg an Triglyzeriden (über 1000 mg/dl Blut) kann zu einer Pankreatitis führen.

2 Krebsfrüherkennungsprogramme für Frauen und Männer

Die Richtlinie des Gemeinsamen Bundesausschusses für organisierte Krebsfrüherkennungsprogramme (oKFE-Richtlinie/oKFE-RL) legt fest, welche Krebsfrüherkennungsuntersuchungen bei welchen Personengruppen und in welchem Zeitrahmen durchgeführt werden. Krebserkrankungen sollen möglichst früh entdeckt und eine Behandlung eingeleitet werden, damit z. B. die Mortalität gesenkt werden kann. Die Früherkennungsuntersuchungen als organisiertes Programm sollen mehr Personen erreichen und somit die Wirksamkeit, die Qualität und die Sicherheit der Krebsfrüherkennungsprogramme verbessern.

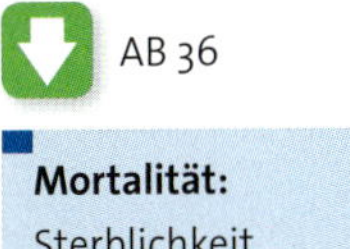

Mortalität: Sterblichkeit

2.1 Umfang und Leistungen der Krebsfrüherkennungsprogramme für Männer

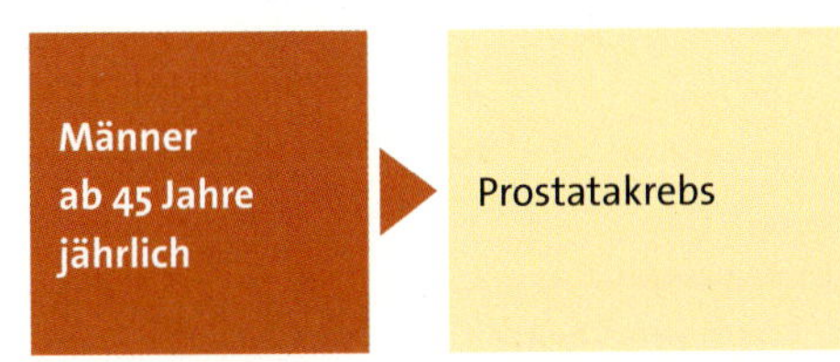

- gezielte Anamnese
- Inspektion und Abtasten des äußeren Genitales
- Tastuntersuchung der Prostata (vom Enddarm aus)
- Tastuntersuchung der regionären Lymphknoten
- Befundmitteilung mit anschließender Beratung

Die Dokumentation erfolgt in elektronischer Form.

2.2 Krebsfrüherkennungsprogramme für Frauen

2.2.1 Umfang und Leistungen

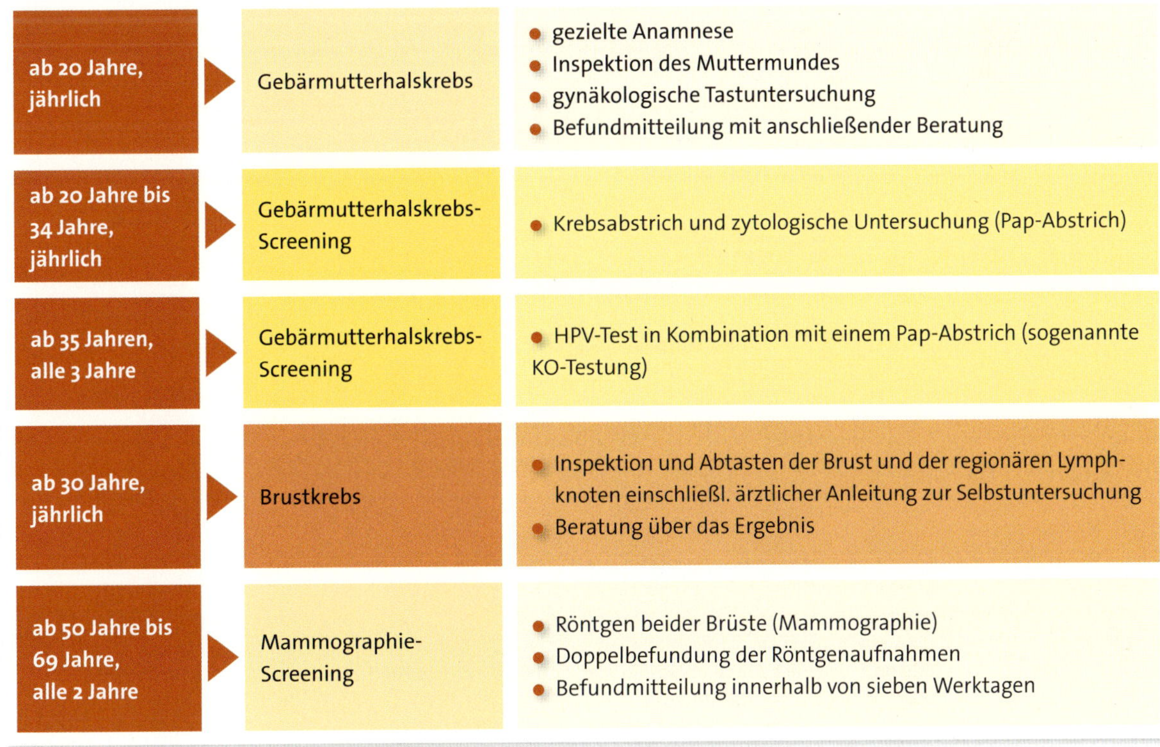

Die Dokumentation erfolgt in elektronischer Form.

Mit dem Vordruck Muster 39 (Bild 94.1) veranlassen die Gynäkologen im Rahmen der Krebsfrüherkennung des Zervixkarzinoms die Zytologie und den HPV-Test. Die KBV (Kassenärztliche Bundesvereinigung) veröffentlicht auf ihrer Webseite Erläuterungen zum Ausfüllen der kassenärztlichen Formulare.

Freigabe 10.11.2020

Krankenkasse bzw. Kostenträger

Name, Vorname des Versicherten

geb. am

Kostenträgerkennung | Versicherten-Nr. | Status

Betriebsstätten-Nr. | Arzt-Nr. | Datum

Krebsfrüherkennung Zervix-Karzinom 39

Auftragsnummer des Labors

Alterskategorie
☐ 20-29 Jahre ☐ 30-34 Jahre ☐ ab 35 Jahre

Auftrag
(Bitte beachten Sie die Ausfüllhinweise für verschiedene Beauftragungsszenarien)
☐ Primär-screening ☐ Abklärungs-diagnostik
☐ Zytologie ☐ HPV-Test ☐ Ko-Testung (Zyt.+HPV)

Anamnese
Wurde bereits eine Krebsfrüherkennungsuntersuchung durchgeführt?
☐ nein ☐ ja, zuletzt M M J J

Gruppe ____

HPV-Impfung
☐ vollständig
☐ unvollständig
☐ keine
☐ unklar

HPV-HR-Testergebnis
☐ liegt nicht vor
☐ liegt vor
☐ positiv
☐ negativ
☐ nicht verwertbar

Gynäkologische OP, Strahlen- oder Chemotherapie des Genitales
☐ nein ☐ ja Welche? ____
Wann? ____

Jetzt:
Letzte Periode T T M M J J

	nein	ja
Gravidität	☐	☐
Ausfluss / pathologische Blutung	☐	☐
IUP	☐	☐
Einnahme von Ovulationshemmer / sonstige Hormonanwendung *(ggf. bitte in Anmerkungen erläutern)*	☐	☐

Klinischer Befund ☐ unauffällig ☐ auffällig

Erläuterungen *ggf. gyn. Befunde (Vulva, Vagina, Portio); Diagnosen; sonstige Anmerkungen*

Ausfertigung für den untersuchenden Arzt

Zytologischer Befund / Kombinationsbefund

Eingangsdatum
T T M M J J

Endozervikale Zellen
☐ vorhanden ☐ nicht vorhanden

Proliferationsgrad ____

☐ Döderleinflora ☐ Mischflora ☐ Kokkenflora
☐ Trichomonaden ☐ Candida ☐ Gardnerella

Gruppe ____

HPV-HR-Testergebnis
☐ positiv, wenn ja: Liegt HPV-Typ 16 oder HPV-Typ 18 vor?
☐ ja ☐ nein ☐ nicht differenzierbar
☐ negativ
☐ nicht verwertbar

Bemerkungen

Zusammenfassende Empfehlung
☐ zytologische Kontrolle
☐ nach Entzündungsbehandlung
☐ nach Östrogenbehandlung
☐ HPV-Test
☐ Ko-Test
☐ Abklärungskolposkopie

Zeitraum
☐ in ____ Monaten
☐ sofort

Vertragsarztstempel / Unterschrift des zytologisch tätigen Arztes

Verbindliches Muster

Vertragsarztstempel / Unterschrift des Arztes

Muster 39a (1.2021)

Bild 94.1 Vordruck zur Veranlassung der Zytologie und des HPV-Tests im Rahmen der Krebsfrüherkennung des Zervixkarzinoms

2.2.2 Zytologische Untersuchung eines Zervixabstriches

Für die zytologische Untersuchung im Rahmen der Krebsfrüherkennung wird ein Abstrich vom Muttermund (Portio) und aus dem Gebärmutterhals (Zervix) bzw. aus der Scheide (Vagina, Kolpos) entnommen (Bild 95.1). Mit der Untersuchung dieser Zellen sollen rechtzeitig Veränderungen und damit bereits Vorstufen (Präkanzerosen) eines Gebärmutterhalskrebses (Zervixkarzinom) erkannt werden.

Papanicolaou (PAP-Abstrich) ist die übliche Bezeichnung für die Methode bzw. Auswertung des zytologischen Abstriches. Der Arzt George Papanicolaou beschrieb 1942 die Möglichkeit, durch Abstrich gewonnene und eingefärbte Zellen mikroskopisch zu beurteilen.

Mit einem speziellen kleinen Bürstchen und / oder einem Spatel werden die Zellen vom Muttermund und aus dem Gebärmutterhals bzw. aus der Scheide entnommen. Anschließend streicht man das entnommene Zellmaterial auf einem Objektträger aus. Nach der Fixierung des Zellausstrichs mit einer alkoholischen Lösung färbt man es im Labor mit drei unterschiedlichen Lösungen ein. Anschließend erfolgt die mikroskopische Untersuchung der Zellen. Bei den Befunden unterscheidet man nach der Papanicolaou-Skala (Tabelle 95.1 und Bild 96.1, folgende Seite).

Inoffiziell werden mit Pap II w oder Pap II k Abstriche bezeichnet, die für eine Beurteilung nicht ausreichen und Abstriche mit Zellveränderungen, die nicht eindeutig eingestuft werden können. Eine Wiederholung des Abstrichs (w) zur Kontrolle (k) ist zur genauen Abklärung erforderlich.

Die Gruppen II–V werden gemäß der Münchner Nomenklatur in weitere Gruppen unterteilt. Zur weiteren Abklärung eines auffälligen Abstrichs dient eine Kolposkopie mit Biopsieentnahme. Nach der Abstrichabnahme kommt es häufig zu einer schwachen Blutung. Diese bedeutungslose Blutung verschwindet fast immer innerhalb von 24 Stunden.

Präkanzerose: Vorstufe einer krebsartigen Geschwulstbildung

Kolposkopie: Untersuchung des Gebärmutterhalses und der Scheide mittels einer Lupe

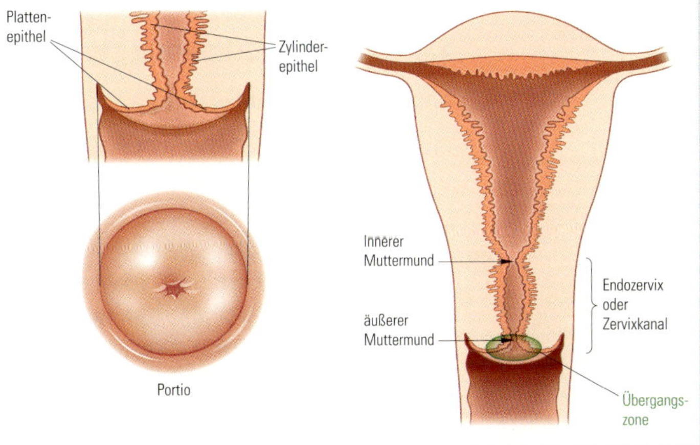

Bild 95.1 Entnahmestellen für den zytologischen Abstrich.

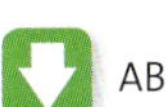
AB 37

Befund	Bedeutung
Pap 0	Der Zellabstrich ist unbrauchbar.
Pap I	Normalbefund
Pap II	entzündliche und / oder degenerative Veränderungen / Normalbefund
Pap III	kontrollbedürftige und nicht einschätzbare Zellbilder
Pap III D	untypische Zellbeschaffenheit (Dysplasie)
Pap IV	schwerwiegende Vorstufen (schwere Dysplasie); Abklärung durch Kolposkopie, Biopsie oder Konisation erforderlich
Pap V	Zellen eines malignen Tumors

Tabelle 95.1 Befunde nach der Papanicolaou-Skala.

Konisation: Entnahme eines kegelförmigen Gewebestückes von Portio und Zervixkanal

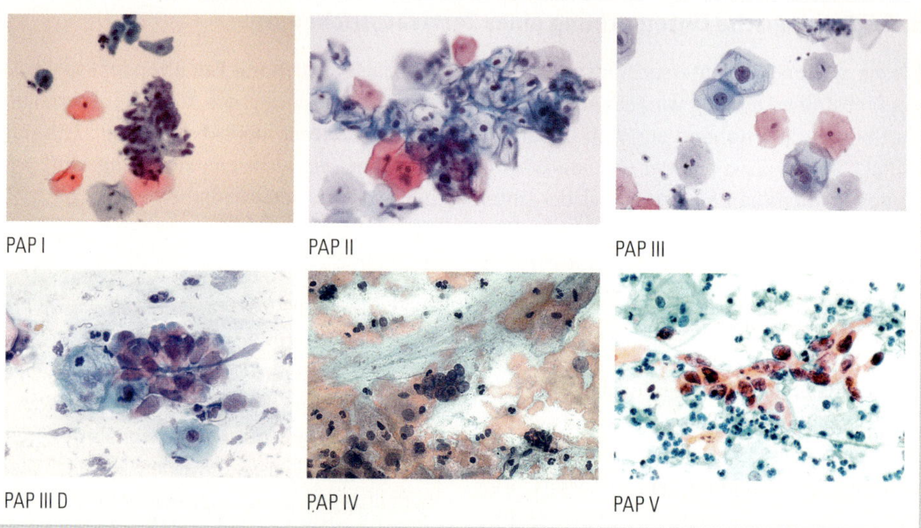

Bild 96.1 Befunde eines PAP-Abstriches.

2.3 Krebsfrüherkennungsprogramme für Frauen und Männer

2.3.1 Umfang und Leistungen

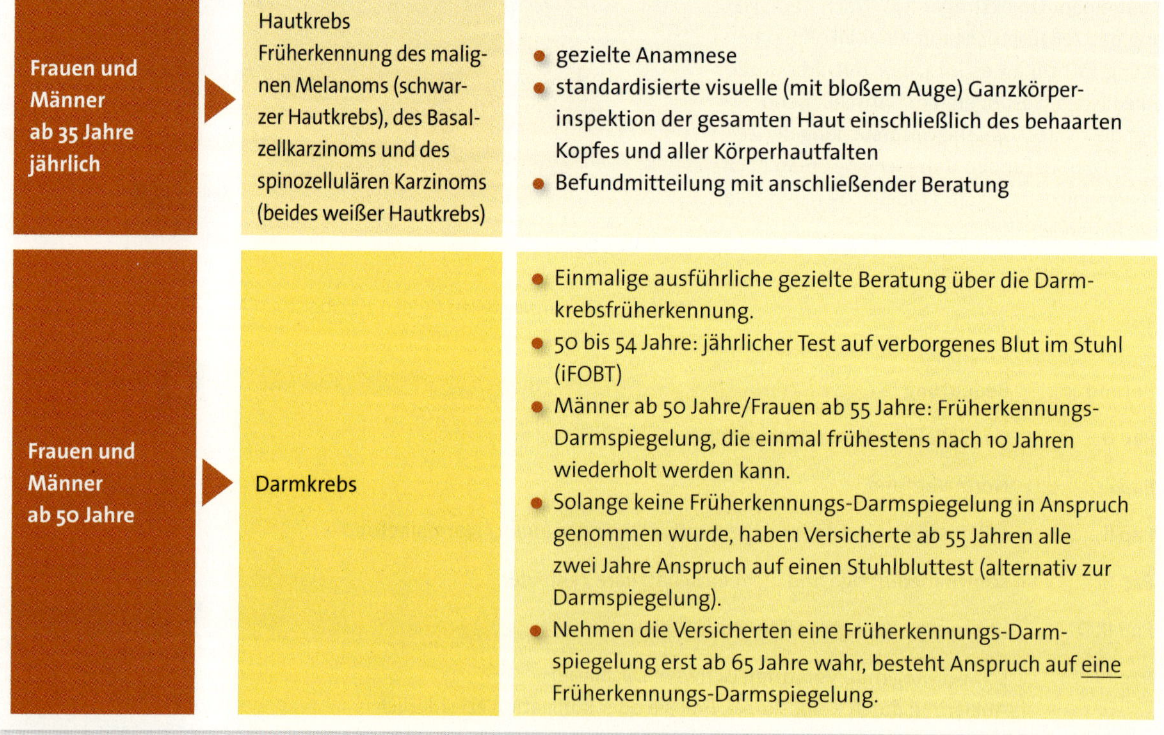

Zielgruppe	Krebsart	Leistungen
Frauen und Männer ab 35 Jahre jährlich	Hautkrebs Früherkennung des malignen Melanoms (schwarzer Hautkrebs), des Basalzellkarzinoms und des spinozellulären Karzinoms (beides weißer Hautkrebs)	• gezielte Anamnese • standardisierte visuelle (mit bloßem Auge) Ganzkörperinspektion der gesamten Haut einschließlich des behaarten Kopfes und aller Körperhautfalten • Befundmitteilung mit anschließender Beratung
Frauen und Männer ab 50 Jahre	Darmkrebs	• Einmalige ausführliche gezielte Beratung über die Darmkrebsfrüherkennung. • 50 bis 54 Jahre: jährlicher Test auf verborgenes Blut im Stuhl (iFOBT) • Männer ab 50 Jahre/Frauen ab 55 Jahre: Früherkennungs-Darmspiegelung, die einmal frühestens nach 10 Jahren wiederholt werden kann. • Solange keine Früherkennungs-Darmspiegelung in Anspruch genommen wurde, haben Versicherte ab 55 Jahren alle zwei Jahre Anspruch auf einen Stuhlbluttest (alternativ zur Darmspiegelung). • Nehmen die Versicherten eine Früherkennungs-Darmspiegelung erst ab 65 Jahre wahr, besteht Anspruch auf eine Früherkennungs-Darmspiegelung.

Die durchgeführten Untersuchungen sind elektronisch zu dokumentieren. Die Dokumentation erfolgt bei der Koloskopie durch eine Bilddokumentation, aus der die Vollständigkeit ihrer Durchführung hervorgeht.

2.3.2 Untersuchung auf Blut im Stuhl bei Frauen und Männern

Der Nachweis von okkultem Blut im Stuhl ermöglicht es, Darmkrebs früher und damit in einem noch heilbaren Stadium zu erkennen oder sein Entstehen durch Entdeckung und Abtragung gutartiger Vorstufen zu verhindern.

okkult / occult: versteckt, nicht sichtbar

Darmpolypen gelten als Vorstufe von Darmkrebs. Sie entstehen als gutartige Gewebsneubildungen (Neoplasien), können jedoch entarten und maligne werden. Da sie meist gut durchblutet sind, kommt es häufig zu geringen, nicht mit dem bloßen Auge sichtbaren Blutbeimischungen im Stuhl.

Außerdem ist nur eine Stuhlprobe erforderlich.

2.3.3 FOB-Test als Selbsttest

Der FOB-Test kann vom Patienten in der Apotheke gekauft, selbst durchgeführt und ausgewertet werden. Er wird für Menschen ab 40 Jahre empfohlen, ersetzt jedoch keine ärztliche Untersuchung und erst recht keine Koloskopie!

Der FOB-Test (Bild 97.1) ist ein chromatographisch-immunologischer Schnelltest zum Nachweis von humanem Hämoglobin im Stuhl.

Er weist ausschließlich humanes Hämoglobin nach, sodass diätetische Maßnahmen weitgehend entfallen.

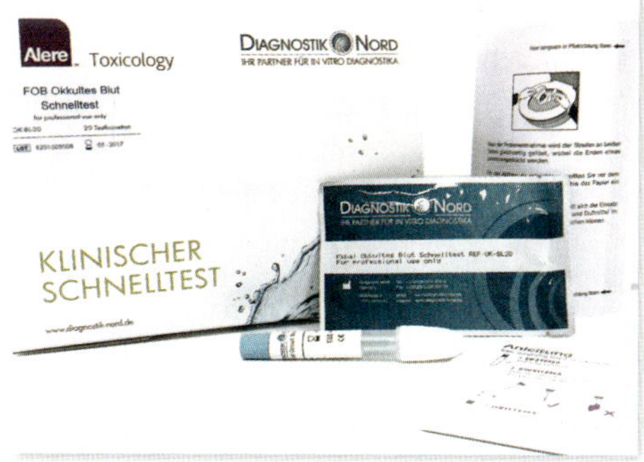

Bild 97.1 FOB-Test.

Testprinzip. Der FOB-Test macht humanes Hämoglobin im Stuhl durch Verfärbung einer Testlinie sichtbar. Die Testkassette enthält einen Membranstreifen, der mit Anti-Human-Hämoglobin-Antikörpern im Bereich der Testlinie sowie mit Anti-Maus-Antikörpern im Bereich der Kontrolllinie beschichtet ist. Liegt humanes Hämoglobin in der gelösten Stuhlprobe vor, so wandert dieses zusammen mit der Probenlösung dank der Kapillarkräfte über die chromatographische Testmembran. Die Probenlösung erreicht dann die Testregion, wo die Antikörper das humane Hämoglobin binden und die Testlinie rot färben.

 AB 38

FOB (engl.): **f**ecal **o**ccult **b**lood = fäkales okkultes Blut = verstecktes Blut im Stuhl

Enthält die Stuhlprobe kein humanes Hämoglobin, wird keine rote Testlinie sichtbar.

Eine rote Kontrolllinie wird jedoch immer erscheinen und zeigt die Gültigkeit des Tests an.

Probennahme und Vorbereitung. Patienten werden angewiesen, sich bei der Probennahme strikt an die Testanleitung zu halten. Bei blutenden Hämorrhoiden, Blut im Urin oder während der Menstruation sollte keine Probennahme erfolgen.

- Stuhlprobe in einem trockenen, sauberen Gefäß oder Behälter sammeln, ggf. Auffangpapier verwenden (Bild 98.1, folgende Seite). Die Vermischung der Stuhlprobe mit Urin oder übermäßig viel Wasser aus der Toilettenschüssel kann die Testergebnisse verfälschen.
- Probenröhrchen aufschrauben und Stuhlsammler entnehmen. Hierbei darauf achten, dass keine Flüssigkeit aus dem Röhrchen verschüttet wird (Bild 98.2a, folgende Seite).
- Stuhlprobe mithilfe des Stuhlsammlers aufnehmen und dies an mehreren Stellen der Stuhlprobe wiederholen (Bild 98.2 b).
- Stuhlsammler wieder in das Probenröhrchen setzen, sorgfältig zuschrauben (Bild 98.2 c) und schütteln (Bild 98.2d).

Die Probe kann im Kühlschrank bei 2 °C – 8 °C gelagert bzw. kühl transportiert oder sofort ausgewertet werden.

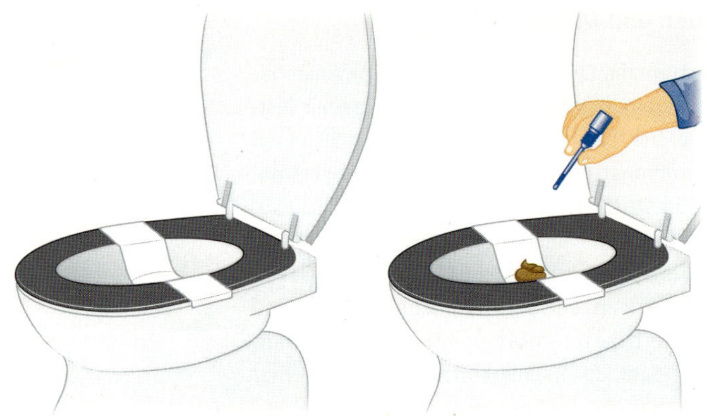

Bild 98.1 Verwendung eines Stuhl-Auffangpapiers.

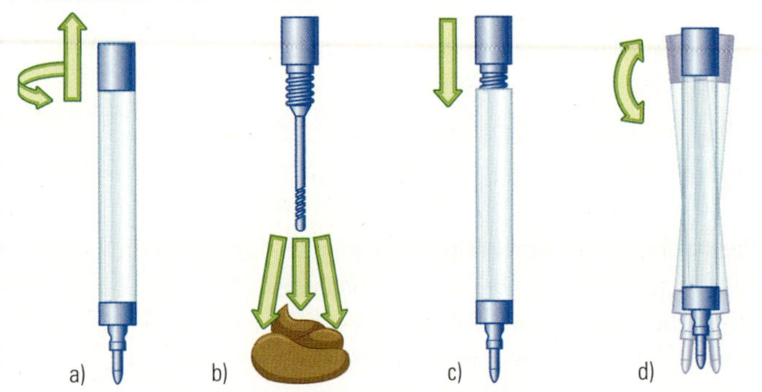

Bild 98.2 Stuhlprobenentnahme für den FOB-Test.

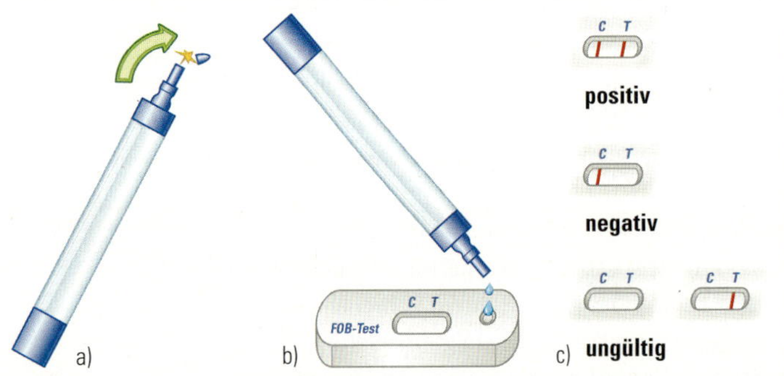

Bild 98.3 Testdurchführung FOB-Test.

Der FOB-Schnelltest testet spezifisch auf humanes Hämoglobin. Eine Probe mit einem Hämoglobingehalt von 100 ng/ml zeigt ein positives Ergebnis. Evtl. vorhandenes Rinder-, Schweine-, Kaninchen-, Pferde- oder Schafhämoglobin bis zu einer Konzentration von 500.000 ng/ml werden ignoriert. Auch Bilirubin und z. B. Vitamin C zeigen keinerlei Reaktion mit diesem Test.

Testdurchführung. Wurde das Probenröhrchen mit der Stuhlprobe gekühlt, sollte man Probenröhrchen und Testkassetten auf Raumtemperatur (20–30 °C) bringen. Es ist darauf zu achten, dass sich kein Kondensat bildet.

- Test aus dem Folientütchen nehmen und mit Patienten- oder Probennamen beschriften.
- Probenröhrchen ggf. nochmals kräftig schütteln, um eine gleichmäßige Durchmischung der Stuhlprobe mit der Pufferlösung zu erreichen.
- Spitze des Probenröhrchen mithilfe eines Stücks Zellstoff abbrechen (Bild 98.3a).
- Je nach Test 2–8 Tropfen der Probenlösung in die Probenöffnung der Testkassette träufeln. (Bild 98.3b).
- Testergebnis nach 5 bis höchstens 8 Minuten ablesen.

Stark positive Ergebnisse können auch früher deutlich sichtbar werden.

Interpretation der Ergebnisse. Ein positives Testergebnis zeigt sich durch zwei rote Linien, eine Linie in der Kontrollregion (C) und eine in der Testregion (T). Beim Testen von stark positiven Proben kann die Kontrolllinie heller als die Testlinie erscheinen, aus einem Vergleich kann jedoch kein quantitatives Ergebnis abgeleitet werden. Eine rote Linie nur in der Kontrollregion zeigt ein negatives Testergebnis an. Ist keine rote Linie zu sehen, weder in der Kontroll- noch in der Testregion, oder nur eine Linie in der Testregion, ist das Testergebnis ungültig (Bild 98.3c). Evtl. wurde nicht ausreichend Probenmaterial aufgetragen oder der Test war zu alt. Der Test muss dann mit einer neuen Kassette erneut durchgeführt werden.

Qualitätskontrolle. Eine automatische Kontrolle der Testdurchführung ist im Test integriert: Eine sich rot färbende Kontrolllinie zeigt eine korrekte Testdurchführung an. Das weiße Testfenster dient als interne Negativkontrolle. Während der Testdurchführung kann sich dieses leicht gelblich verfärben (abhängig von der ursprünglichen Stuhlfarbe). Solange dies nicht die Lesbarkeit des Testergebnisses beeinträchtigt, ist es unerheblich.

Lagerung und Haltbarkeit. Die Tests können in den Folientütchen bei Zimmertemperatur aufbewahrt werden. Dabei ist das aufgedruckte Verfallsdatum zu beachten.

Hinweise.

- Das Ergebnis wird ungültig, wenn das Testfenster stark verfärbt bleibt oder die Verfärbung das Ablesen des Testergebnisses stark erschwert.
- Test nicht nach Ablauf des Verfallsdatums verwenden.
- Keine Probenröhrchen aus verschiedenen Chargen verwenden.
- Folientütchen erst unmittelbar vor Testbeginn öffnen.
- Jede Probe sollte als potenziell infektiös angesehen und entsprechend behandelt werden.
- Die gepufferte Probenlösung enthält giftiges Sodiumazid. Verschüttetes Probenmaterial daher immer mit genügend Wasser abspülen.
- Die Vermischung des Probenmaterials mit Urin oder übermäßig viel Wasser aus der Toilettenschüssel kann die Testergebnisse verfälschen.
- Dieser Test kann u. U. weniger sensitiv auf Blutungen im Dünndarm reagieren, da das Blut bei der Passage durch den Gastrointestinaltrakt abgebaut werden kann.

2.3.4 iFOB-Test als Labortest

Der quantitative immunologische iFOB-Test wird durch den Arzt angeordnet und im Labor ausgewertet. Er ist sowohl im Rahmen der Gesundheitsuntersuchung als auch der Krebsfrüherkennung bei Männern und Frauen ab dem 50. Lebensjahr vorgesehen, die Auswertung erfolgt durch einen Arzt in einem ärztlichen Labor.

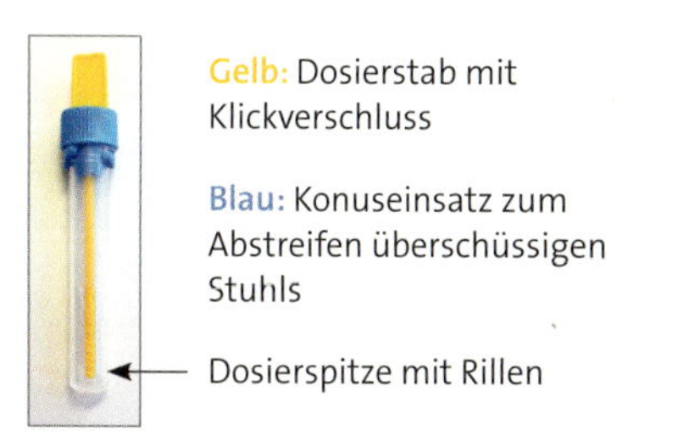

Bild 99.1 Aufbau eines mit Flüssigkeit gefüllten Stuhlprobenröhrchens.

Spezifität: Der iFOB-Stuhltest ist sehr empfindlich, zuverlässig und bei einem negativen Ergebnis spezifisch:

- Die Spezifität liegt bei mindestens 90 %, das bedeutet: Ein falsch positives Ergebnis darf nur bei weniger als 10 von 100 Personen auftreten.
- Die Empfindlichkeit muss mindestens 25 % betragen, das bedeutet: Bei mindestens 25 von 100 Personen mit einem Darmtumor muss der Test ein richtiges positives Ergebnis anzeigen.

Anleitung für den Patienten zur Durchführung des iFOB-Testes. Der Patient bekommt ein Testset mit Anleitung vom behandelnden Arzt, der die Krebsfrüherkennungs- oder Gesundheitsuntersuchung durchführt. Dies sind in der Regel Hausärzte, Gynäkologen, Internisten und Urologen. Der Arzt fordert das Entnahmeset von Ihrem Labor an. Dieses enthält ein Spezialröhrchen mit Stabilisator-Lösung, einen Stuhlfänger und eine Anleitung für den Patienten (Bild 99.1 und 100.1, folgende Seite).

Vorbereitung für den Versand an das Labor. Der Patient gibt das Stuhlprobenröhrchen und den ausgefüllten Zettel (Bild 99.2) in der ausgebenden Arztpraxis ab. Dort wird das Röhrchen mit dem entsprechenden Barcode versehen, der Überweisungsschein (Muster 10) ausgefüllt und an das Labor weitergeleitet.

Die Stuhlprobe im Röhrchen ist durch die Stabilisator-Lösung bei Raumtemperatur fünf Tage stabil.

Hinweise für den Patienten:

1. Bei der Stuhlprobenentnahme muss immer ein Stuhlfänger benutzt werden (Bild 98.1, vorhergehende Seite).
2. Es reicht eine kleine Stuhlmenge aus. Lediglich ca. 1/3 des Dosierstabes bzw. die Rillen des Dosierstabes müssen mit Stuhl gefüllt werden. Ist zu viel Stuhl am Dosierstab bzw. in dem Röhrchen, kann es zu falschen (zu hohen) Ergebnissen kommen.
3. Die im Röhrchen befindliche Flüssigkeit darf nicht auslaufen oder ausgeschüttet werden. Diese ist für die Untersuchung unbedingt erforderlich.

Auf Muster 10 das **Feld „Präventiv" markieren**, damit die Untersuchung nicht das ärztliche Labor-Budget belastet.

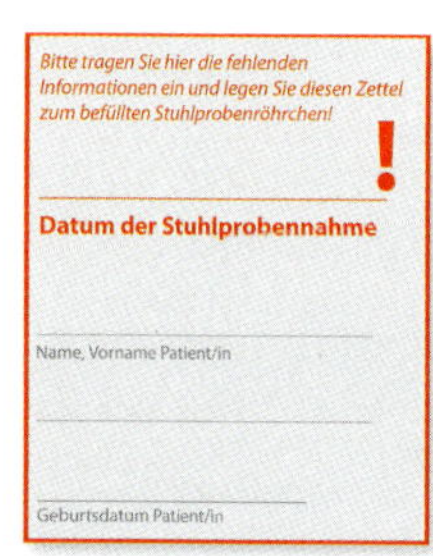
Bitte tragen Sie hier die fehlenden Informationen ein und legen Sie diesen Zettel zum befüllten Stuhlprobenröhrchen!

Datum der Stuhlprobennahme

Name, Vorname Patient/in

Geburtsdatum Patient/in

Bild 99.2 Beschriftung des Stuhlprobenröhrchens.

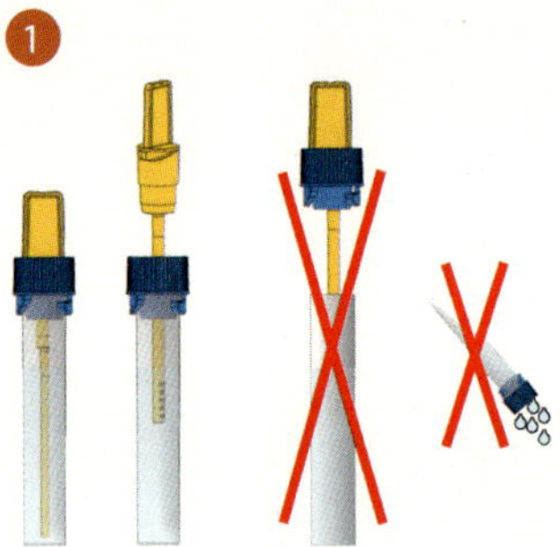

Dosierstab herausziehen:
Das Stuhlprobenröhrchen am **blauen Konuseinsatz** festhalten (**der blaue Konuseinsatz bleibt verschlossen auf dem Stuhlprobenröhrchen**). Dann den **gelben Dosierstab** aufdrehen und herausziehen.
Die Flüssigkeit nicht aus dem Stuhlprobenröhrchen ausschütten.

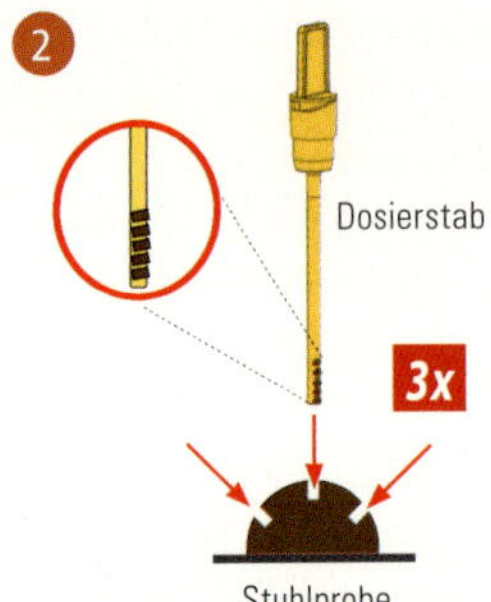

Stuhlprobe aufnehmen:
Mit dem Dosierstab **3-mal** an verschiedenen Stellen einer Stuhlprobe einstechen. Die Rillen der Dosierspitze müssen sich dabei mit Stuhlprobe füllen.

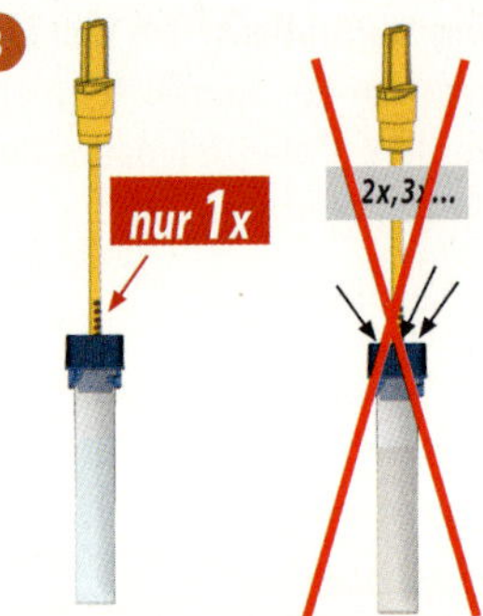

Dosierstab nur 1-mal zurückführen:
Den Dosierstab mit der daran anhaftenden Stuhlprobe **einmal** zurück in das Stuhlprobenröhrchen stecken und **nicht wieder herausziehen**.
Der überschüssige Stuhl wird dabei an der engen Öffnung des blauen Konuseinsatzes abgestreift.
Bitte beachten Sie: Es darf nur **diese kleine definierte Stuhlmenge** am Dosierstab in das Innere des Stuhlprobenröhrchens gelangen.

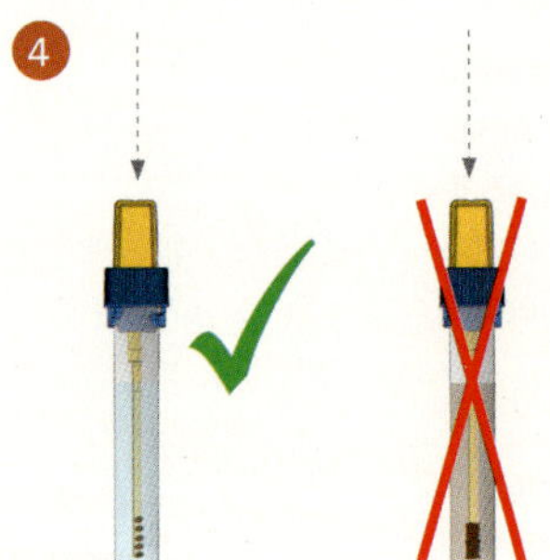

Stuhlprobenröhrchen zudrehen:
Dann drehen Sie den Dosierstab so zu, dass der Klickverschluss hörbar einrastet.
Bitte beachten: Die **Stuhllösung** im Inneren des Stuhlprobenröhrchens **verfärbt sich nahezu gar nicht.**
Wenn Sie allerdings mehr als einmal den Dosierstab in das Innere des Stuhlprobenröhrchens einbringen, verfärbt sich die Stuhllösung braun, was dazu führt, dass **Ihre Probe nicht mehr gemessen werden kann bzw. Sie ein falsch positives Ergebnis erhalten werden.**

Rückgabe der Stuhlprobe:
Bitte bringen Sie die wie unter Punkt 1–4 vorbereitete Stuhlprobe am gleichen Tag, spätestens aber am Folgetag in Ihre Arztpraxis/Klinik zurück.

Bild 100.1 Anleitung zur Stuhlprobenentnahme beim iFOB-Test.

kolorektale Läsion: Schädigung im Bereich der Schleimhaut von Dickdarm und / oder Mastdarm

intermittierend: wiederkehrend oder mit Unterbrechungen auftretend

WHO: world health organization = Weltgesundheitsorganisation

Sigmoidoskopie: Spiegelung des S-förmigen Teils des Dickdarms

2.3.5 Grundsätzliche Hinweise zur Untersuchung von Blut im Stuhl

Ein negatives Testergebnis schließt eine kolorektale Läsion nicht aus, da

- gastrointestinale Blutungen intermittierend sein können,
- Blut nicht immer gleichmäßig im Stuhl verteilt ist, und
- Hämoglobin während der Darmpassage abgebaut wird.

Erkennt man sichtbares Blut am Stuhl (z. B. bei blutenden Hämorrhoiden oder während der Menstruation), so sollen keine Stuhlproben genommen werden.

Hämorrhoidalblutungen führen nur selten zu einem positiven Testergebnis, da intakte Erythrozyten nicht zu einem positiven Befund führen. Finden sich bei einem positiven Testergebnis Hämorrhoiden, so muss der Test nach Behandlung und Abheilung der Hämorrhoiden unbedingt wiederholt werden, da das positive Testergebnis von einer zusätzlichen Blutungsquelle im Dickdarm hervorgerufen worden sein kann.

Die WHO empfiehlt: Jeder Patient mit einem positiven Stuhltest sollte eine komplette Untersuchung des Kolons durch eine Koloskopie erhalten. Ist diese nicht durchführbar, so soll eine Sigmoidoskopie durchgeführt werden.

3 Mutterschaftsvorsorge

3.1 Ziele

Ziele der Mutterschaftsvorsorge gemäß der Richtlinien des G-BA sind:

- Risikoschwangerschaften und Risikogeburten frühzeitig zu erkennen,
- mögliche Gefahren für Leben und Gesundheit von Mutter oder Kind abzuwenden,
- Gesundheitsstörungen rechtzeitig zu erkennen und zu behandeln.

Die Richtlinien über die ärztliche Betreuung während der Schwangerschaft und nach der Entbindung („Mutterschafts-Richtlinien") legen fest, welche Untersuchungen während einer Schwangerschaft durchgeführt werden sollen. Die Untersuchung zur Feststellung einer Schwangerschaft ist Bestandteil der kurativen Versorgung, nicht der präventiven.

3.2 Maßnahmen während der Schwangerschaft

Die erste Untersuchung nach Feststellung der Schwangerschaft sollte möglichst frühzeitig erfolgen. Sie umfasst die unten genannten Maßnahmen. Die mit einem Sternchen* gekennzeichneten Untersuchungen finden im Abstand von vier Wochen überwiegend in ärztlichen Praxen statt. Zusätzlich erfolgen die Kontrolle des Gebärmutterstandes, der kindlichen Herztöne und der Kindslage. In den letzten zwei Schwangerschaftsmonaten finden die Untersuchungen alle zwei Wochen statt.

Im Verlauf der Schwangerschaft sollen drei Ultraschalluntersuchungen in folgenden Zeiträumen durchgeführt werden:

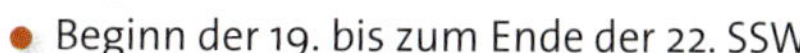

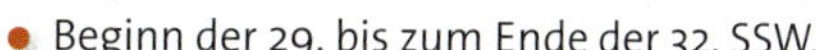

- Beginn der 9. bis zum Ende der 12. SSW,
- Beginn der 19. bis zum Ende der 22. SSW,
- Beginn der 29. bis zum Ende der 32. SSW.

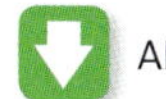

AB 39

Dieses Ultraschall-Screening dient der Überwachung einer normal verlaufenden Schwangerschaft. Ergeben sich auffällige Befunde, sind Kontrolluntersuchungen auch außerhalb der vorgegebenen Untersuchungszeiträume Bestandteil des Screenings.

Alle Befunde und Risikofaktoren sowie wichtige Hinweise werden in den sogenannten „Mutterpass" (Bild 102.1, folgende Seite) eingetragen.

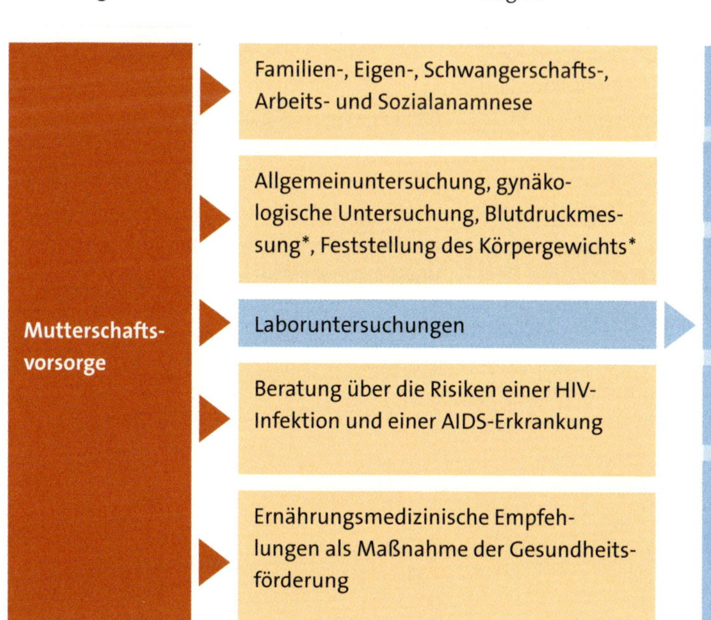

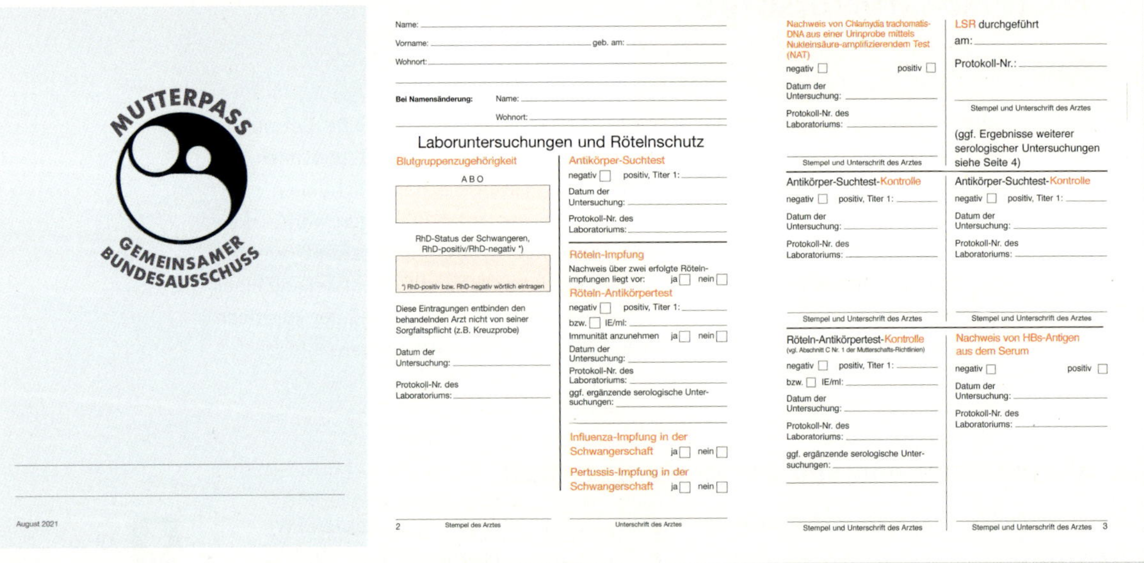

MUTTERPASS

Gemeinsamer Bundesausschuss

August 2021

Name:

Vorname: geb. am:

Wohnort:

Bei Namensänderung: Name:

Wohnort:

Laboruntersuchungen und Rötelnschutz

Blutgruppenzugehörigkeit

A B O

RhD-Status der Schwangeren, RhD-positiv/RhD-negativ *)

*) RhD-positiv bzw. RhD-negativ wörtlich eintragen

Diese Eintragungen entbinden den behandelnden Arzt nicht von seiner Sorgfaltspflicht (z.B. Kreuzprobe)

Datum der Untersuchung:

Protokoll-Nr. des Laboratoriums:

Antikörper-Suchtest

negativ ☐ positiv, Titer 1:

Datum der Untersuchung:

Protokoll-Nr. des Laboratoriums:

Röteln-Impfung

Nachweis über zwei erfolgte Rötelnimpfungen liegt vor: ja ☐ nein ☐

Röteln-Antikörpertest

negativ ☐ positiv, Titer 1:

bzw. ☐ IE/ml:

Immunität anzunehmen ja ☐ nein ☐

Datum der Untersuchung:

Protokoll-Nr. des Laboratoriums:

ggf. ergänzende serologische Untersuchungen:

Influenza-Impfung in der Schwangerschaft ja ☐ nein ☐

Pertussis-Impfung in der Schwangerschaft ja ☐ nein ☐

2 Stempel des Arztes Unterschrift des Arztes

Nachweis von Chlamydia trachomatis-DNA aus einer Urinprobe mittels Nukleinsäure-amplifizierendem Test (NAT)

negativ ☐ positiv ☐

Datum der Untersuchung:

Protokoll-Nr. des Laboratoriums:

Stempel und Unterschrift des Arztes

LSR durchgeführt

am:

Protokoll-Nr.:

Stempel und Unterschrift des Arztes

(ggf. Ergebnisse weiterer serologischer Untersuchungen siehe Seite 4)

Antikörper-Suchtest-Kontrolle

negativ ☐ positiv, Titer 1:

Datum der Untersuchung:

Protokoll-Nr. des Laboratoriums:

Stempel und Unterschrift des Arztes

Antikörper-Suchtest-Kontrolle

negativ ☐ positiv, Titer 1:

Datum der Untersuchung:

Protokoll-Nr. des Laboratoriums:

Stempel und Unterschrift des Arztes

Röteln-Antikörpertest-Kontrolle
(vgl. Abschnitt C Nr. 1 der Mutterschafts-Richtlinien)

negativ ☐ positiv, Titer 1:

bzw. ☐ IE/ml:

Datum der Untersuchung:

Protokoll-Nr. des Laboratoriums:

ggf. ergänzende serologische Untersuchungen:

Stempel und Unterschrift des Arztes

Nachweis von HBs-Antigen aus dem Serum

negativ ☐ positiv ☐

Datum der Untersuchung:

Protokoll-Nr. des Laboratoriums:

Stempel und Unterschrift des Arztes 3

Bild 102.1 Mutterpass.

3.3 Untersuchung auf Streptokokken B

Streptokokken sind kugelförmige Bakterien, die sich in Ketten anordnen (Bild 102.2). Sie sind etwa 0,5 bis 1 µm groß und gehören zur normalen Bakterienflora beim Menschen, z.B. im Darm. Man unterscheidet verschiedene Streptokokkenarten.

Streptokokken B können schwere Erkrankungen verursachen, vor allem für Neugeborene stellen sie ein Risiko während der Geburt dar. Diese Bakterien können während der Entbindung von der Mutter auf das Kind übertragen werden. Zwischen 5 % und 30 % aller schwangeren Frauen sind Träger von Gruppe-B-Streptokokken. Besonders bei Frühgeburten können diese zu Blutvergiftung oder Hirnhautentzündungen führen.

Von den zuständigen medizinischen Fachgesellschaften (u.a. Dt. Gesellschaft für Gynäkologie und Geburtshilfe) wird die Entnahme eines bakteriologischen Abstrichs aus Scheide und Enddarm (Rektum) bzw. aus der Umgebung des Anus (Perianalabstrich) empfohlen. Die Diagnostik sollte am Ende der Schwangerschaft (ab 35. Woche) durchgeführt werden.

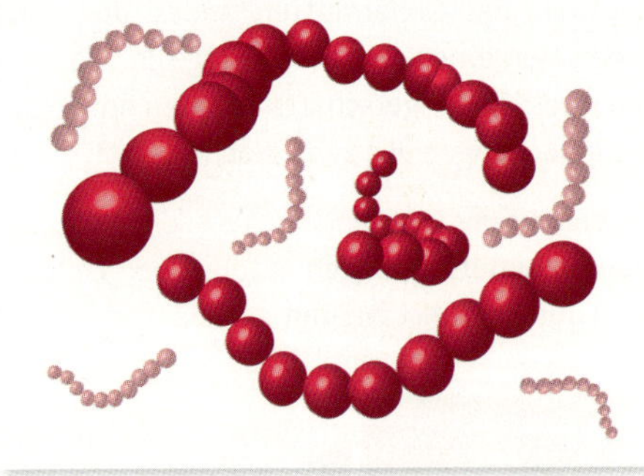

Bild 102.2 Streptokokken.

Eine Therapie erfolgt für den Zeitraum der Entbindung (ab Blasensprung oder beim Einsetzen der ersten Wehen) durch Verabreichen von Antibiotika an die Gebärende.

3.3.1 Immunologischer Schnelltest

Streptokokken B können durch Schnelltests (immunologische Tests) oder im mikrobiologischen Facharztlabor durch Kulturverfahren nachgewiesen werden. Während Bakterienkulturmethoden 24–48 Stunden benötigen, werden immunologische Schnelltests in weniger als 20 Minuten durchgeführt. Sie eignen sich deshalb gut zur schnellen Befundung.

Testprinzip. Die meisten Strep-B-Schnelltests (Bild 103.1) nutzen die immunologische „Sandwich-assay"-Technologie zum Nachweis von Streptokokken der Gruppe B und funktionieren durch eine Antigen-Antikörper-Komplexbildung.

Benötigte Materialien und Reagenzien.
- Extraktionsreagenz 1,
- Extraktionsreagenz 2,
- Testkassetten,
- Extraktionsröhrchen mit Tropfkappen,
- sterile Abstrichtupfer,
- Stoppuhr.

Aufbewahrung. Alle Reagenzien inklusive der Testkassette können im Kühlschrank oder bei Raumtemperatur gelagert werden (2 °C–30 °C).

Zur Untersuchung alle Reagenzien auf Zimmertemperatur bringen (15 °C–30 °C).

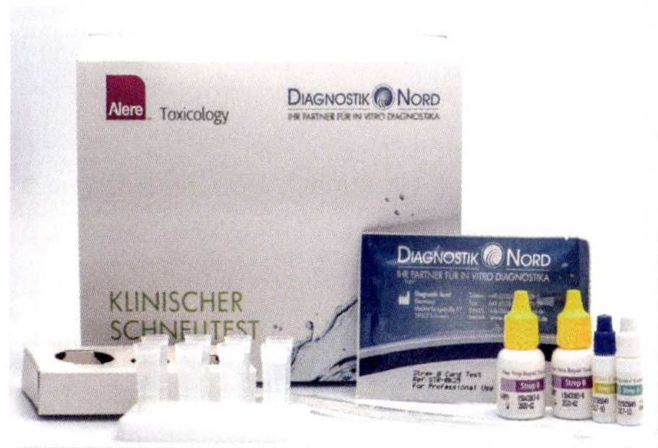

Bild 103.1 Strep-B-Schnelltest.

Durchführung des Schnelltests (Bild 103.2).
- 4 Tropfen der Extraktionsreagenz 1 vorlegen (a).
- 4 Tropfen der Extraktionsreagenz 2 hinzufügen und gut mischen (b).
- Tupfer mit dem entnommenen Abstrichmaterial gegen die Wand des Röhrchens drücken, in die Mischung aus Extraktionsreagenz 1 und 2 eintauchen und wieder ausdrücken. Mit dem Tupfer die Flüssigkeit gut mischen. So löst sich auch das Abstrichmaterial von Tupfer (c).
- 3–5 Minuten stehen lassen.
- Tupfer möglichst vollständig ausdrücken.
- Tropfkappe auf das Röhrchen setzen (d).
- Testkassette erst kurz vor der Testdurchführung aus der Verpackung nehmen, mit Patientenname und oder -nummer beschriften. 3 Tropfen aus dem Röhrchen in die runde Öffnung der Kassette träufeln (e).
- Nach ca. 5 Minuten, jedoch innerhalb von 10 Minuten, das Ergebnis ablesen (f).

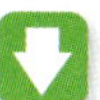
AB 40

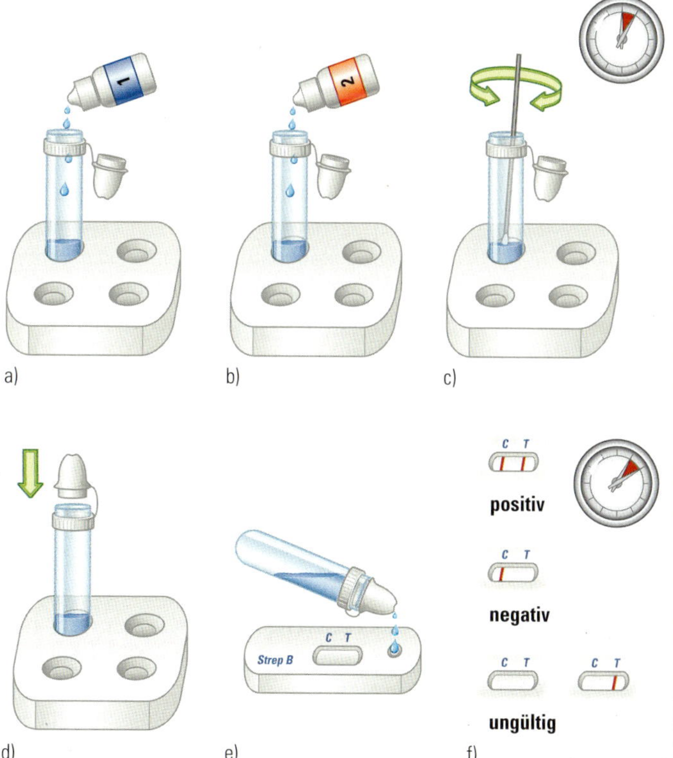

Bild 103.2 Durchführung des Strep-B-Schnelltests.

giftig

reizend

ätzend

CFU: Colony Forming Units = koloniebildende Einheiten; Maß für die Anzahl z. B. von Bakterien

Auswertung des Schnelltests.
Positives Ergebnis: Es erscheint sowohl in der Kontroll- als auch in der Testregion eine rote Linie, es sind also Streptokokken B in dem Abstrichmaterial enthalten.

Negatives Ergebnis: Es erscheint nur in der Kontrollregion eine rote Linie, in der Testregion ist keine rote Linie zu sehen. Es sind also keine Streptokokken B in dem Abstrichmaterial enthalten.

Ungültiges Ergebnis: In der Kontrollregion erscheint keine rote Linie oder nur in der Testregion erscheint eine rote Linie.

Falsch-negative Ergebnisse können durch eine schlechte Probennahme oder falsche Probenlagerung verursacht werden.

Besondere Hinweise.

- Die Testkassette bis zum Gebrauch in der Folienverpackung lassen, weil sie feuchtigkeitsempfindlich ist.
- Test nicht verwenden, wenn Folienverpackung beschädigt ist.
- Keine Reagenzien unterschiedlicher Chargen mischen.
- Verschlüsse der Reagenzienflaschen nicht vertauschen.
- Die benötigten Flüssigkeitsmengen beachten.
- Proben nicht in das Reaktionsfeld (Ergebnisfeld) geben.
- Kreuzkontamination verschiedener Proben vermeiden, indem für jede Probe neue Extraktionsröhrchen und Pipetten genommen werden.
- Reaktionsfeld nicht berühren, um Kontaminierung zu vermeiden.
- Angegebene Auswertungszeit (5 Minuten) beachten.
- Keine Calciumalginat-, Baumwoll-Tupfer oder Tupfer mit Holzstiel benutzen.

Die Probe soll möglichst schnell nach dem Abstrich untersucht werden. Ist dies nicht möglich, muss der Tupfer mit dem Abstrichmaterial in einem sterilen, trockenen und gut verschlossenen Behälter gelagert werden, bei Zimmertemperatur (15–30 °C) bis zu 4 Stunden oder gekühlt (2–8 °C) bis zu 24 Stunden. Proben sollten nicht eingefroren werden.

Sicherheitshinweise.

- In der Umgebung der Testdurchführung nicht rauchen, essen oder trinken.
- Laborschutzkleidung wie Kittel, Einweghandschuhe und Schutzbrille bei der Testdurchführung tragen.
- Extraktionsreagenz 1 ist giftig beim Verschlucken.
- Extraktionsreagenzien 1 und 2 sind leicht ätzend.
- Kontakt mit Augen und Schleimhäuten vermeiden. Falls es doch passiert, gründlich mit Wasser auswaschen.
- Alle kontaminierten Abfälle und Materialien fachgerecht entsorgen.

Die Nachweisgrenze z. B. der Diagnostik Nord Strep-B-Testkassette liegt bei 5 x 105 Keimen (CFU) pro ml.

Kostenübernahme. Da die gesetzlichen Krankenkassen die Kosten für diese Untersuchung derzeit nicht übernehmen, kann sie bei gesetzlich Versicherten nur als sogenannte individuelle Gesundheitsleistung (IGeL) durchgeführt und privat bezahlt werden. Die Kosten betragen zwischen 10 und 15 Euro.

3.3.2 Molekularbiologische Nachweisverfahren

Molekularbiologische Nachweisverfahren ermöglichen ebenfalls den Nachweis von B-Streptokokken innerhalb weniger Stunden, sind aber im Gegensatz zu den immunologischen Schnelltests ebenso aussagekräftig wie das Kulturverfahren (Anzucht). Von Nachteil sind die vergleichsweise hohen Kosten. Diese diagnostischen Maßnahmen werden im Fachlabor durchgeführt.

Vorsatzzeichen für Einheiten

T	Tera	10^{12}	1 000 000 000 000		Billion
G	Giga	10^{9}	1 000 000 000		Milliarde
M	Mega	10^{6}	1 000 000		Million
k	kilo	10^{3}	1 000		Tausend
d	dezi	10^{-1}		0,1	Zehntel
c	centi	10^{-2}		0,01	Hundertstel
m	milli	10^{-3}		0,001	Tausendstel
µ	mikro	10^{-6}		0,000 001	Millionstel
n	nano	10^{-9}		0,000 000 001	Milliardstel
p	piko	10^{-12}		0,000 000 000 001	Billionstel
f	femto	10^{-15}		0,000 000 000 000 001	Billiardstel

Im Buch benutzte Einheiten

g	Gramm	Einheit für die Masse eines Stoffes
l	Liter	Volumeneinheit
m^3	Kubikmeter	Volumeneinheit
mmHg	mm Quecksilbersäule	alte Einheit für Druck (wird nur noch verwendet für Drücke in Körperflüssigkeiten, z. B. Blut)
mol	Mol	Einheit für die Stoffmenge (gibt an, wie viele genau definierte Teilchen ein Stoff enthält; ein Mol eines Stoffes enthält ca. 602 Trilliarden Teilchen dieses Stoffes)
Pa	Pascal	Einheit für Druck (der Druck, den eine Kraft von einem Newton auf eine Fläche von einem Quadratmeter ausübt)
U	unit	engl. für „Einheit“

Normwerte / Normbereiche bei Blutuntersuchungen

Blutgasanalyse		
pH-Wert	7,36 – 7,44	
Sauerstoffpartialdruck (pO_2)	75 – 98 mmHg 10 – 13 kPa	
Sauerstoffsättigung	95 % – 97 %	
Kohlenstoffpartialdruck (pCO_2)	Frauen	32 – 45 mmHg 4,27 – 6,00 kPa
	Männer	35 – 48 mmHg 4,67 – 6,40 kPa
CK (Creatinkinase)	Frauen	weniger als 170 U/l
	Männer	weniger als 190 U/l
CrP (C-reaktives Protein)	< 5 mg/l (je nach Verfahren und Hersteller unterschiedliche Werte)	
D-Dimer	weniger als 500 µg/l (je nach Verfahren und Hersteller unterschiedliche Werte)	
Differenzialblutbild (mikroskopisch)	Stabkernige neutrophile Granulozyten	3 – 5 %
	Segmentkernige neutrophile Granulozyten	50 – 70 %
	Basophile Granulozyten	0 – 1 %
	Eosinophile Granulozyten	2 – 4 %
	Monozyten	3 – 8 %
	Lymphozyten	20 – 40 %
Erythrozytenkonzentration	Frauen	4,1 – 5,1/pl 4,1 Mio./µl – 5,1 Mio./µl 4,1 T/l – 5,1 T/l
	Männer	4,5 – 5,9/pl 4,5 Mio. – 5,9 Mio./µl 4,5 T – 5,9 T/l
Glucose (nüchtern, je nach Methode)	60 – 99 mg/dl 3,5 – 5,5 mmol/l	
Cholesterin, gesamt	< 200 mg/dl < 5,2 mmol/l	

Anmerkung: Alle Normwerte auf dieser und den folgenden Seiten basieren auf der Internetausgabe von „Labor & Diagnose 2020“ von Prof. Dr. med. Lothar Thomas; www.labor-und-diagnose-2020.de

Normwerte / Normbereiche bei Blutuntersuchungen

oGTT (oraler Glucose-toleranztest)	Erwachsene und Kinder (2-h-Wert im Plasma)	bis 140 mg/dl bis 7,8 mmol/l
	Schwangere während SSW 24–28 (Werte im Plasma)	Nüchternglucose < 92 mg/dl < 5,1 mmol/l 1-h-Wert < 180 mg/dl < 10,0 mmol/l 2-h-Wert < 153 mg/dl < 8,5 mmol/l
Hämatokrit	Frauen	0,36–0,48 l/l 36 %–48 %
	Männer	0,40–0,53 l/l 40 %–53 %
Hämoglobin	Frauen	12,0–16,0 g/dl 120–160 g/l 7,45–9,93 mmol/l
	Männer	14,0–18,0/dl 140–180 g/l 8,69–11,17 mmol/l
HbA_{1c} (kein Diabetes)	4 %–6 % 20–42 mmol/mol Hb	
HbA_{1c} (therapeutisches Ziel bei Diabetes)	7 % 53 mmol/mol Hb	
HDL-Cholesterin	> 40 mg/dl > 1,04 mmol/l	
LDL-Cholesterin	< 130 mg/d < 3,34 mmol/l	
Leukozytenkonzentration	Erwachsene	4–10/nl 4000–10 000/µl 4 G–10 G/l
	Kinder (je nach Lebensalter)	4–15/nl 4000–15 000/µl 4 G–15 G/l
MCH	27–34 pg/Erythrozyt 1,67–2,11 fmol/Erythrozyt	
MCHC	32–36 g/dl 19,87–22,35 mmol/l	
MCV	80–96 fl 80–96 µm³	
Thrombozytenkonzentration	140–400/nl 140 000–400 000/µl 140–400 G/l	
Triglyceride	< 150 mg/dl 1,7 mmol/l	
Troponin POCT (Point of Care Testing)	negativ	

Normwerte / Normbereiche bei Harnuntersuchungen

Makroskopische Harnuntersuchung	
Farbe	gelblich
Geruch	unauffällig
Menge	1,5–2,5 l/24 Std.
Trübung	keine
Chemische Harnuntersuchung	
Bilirubin	negativ
Dichte	1012–1030 g/l
Eiweiß	negativ
Erythrozyten	negativ
Glucose	negativ
Hämoglobin	negativ
Ketone	negativ
Leukozyten	weniger als 10/µl
Nitrit	negativ
pH-Wert	5–7
Urobilinogen	Spuren
Immunologische Harnuntersuchung	
Mikroalbumin	weniger als 20 mg/l
Mikroskopische Harnuntersuchung	
Plattenepithelien	vereinzelt
Leukozyten	0–5/Blickfeld bei 400-facher Vergrößerung
Erythrozyten	0–1/Blickfeld bei 400-facher Vergrößerung

Sonstige Untersuchungen

Stuhluntersuchung	
auf Blut	negativ
Rachenabstrich	
Streptokokken A	negativ
Vaginalabstrich	
Streptokokken B	negativ

Sachwortverzeichnis

Bildquellen

Abbott Rapid Diagnostics Germany GmbH, Köln: S. 88; 89/1,2
amedes MVZ für Gynäkologie und Pathologie, München: S. 96/4 (Dr. Thomas Weyerstahl, MIAC)
asecos GmbH, Gründau: S. 21/3
BGW Berufsgenossenschaft für Gesundheitsdienst und Wohlfahrtspflege, Hamburg: S. 19/2
Bioanalytic GmbH, Umkirch/Freiburg: S. 28; 35
BODE Chemie GmbH, Hamburg: S. 21/6; 24/1–3; 25/1a–c; 29/1,5
Diagnostik Nord GmbH, Schwerin: S. 55/2; 97; 103/1
DIN Deutsches Institut für Normung e. V., Berlin: S. 19/1a (m010); 19/1b (m009); 19/1c (m004); 19/1d (m016)
EKF-diagnostic GmbH, Barleben: S. 33/1,2
Eppendorf AG, Hamburg: S. 9/2; 10/3,4
Gemeinsamer Bundesausschuss (G-BA), Berlin: S. 102/1a–c
Grafische Produktion Neumann, Rimpar: S. 6/1; 8/1; 9/1; 10/1a–c,2; 15/1,2; 22/1–5; 31/1–3; 36/1; 37/1,2; 38/1,2; 43/5; 44/1–6; 46/1–10; 48/1–3; 49/5; 50/a–g; 51/a–g; 54; 55/1; 59; 60/1; 61; 62; 63/1–5; 63/6–10; 64/2; 67; 72; 75; 76; 77/1–5; 78/4; 86/1; 92; 95; 98/1–3; 102/2; 103/2
GYN Zytologisches Labor Hamburg Nord GmbH: S. 96/5
Immundiagnostik AG, Bensheim: S. 99/1,2; 100
iStockphoto, Berlin: S. 91/1 (bojanstory)
Kassenärztliche Bundesvereinigung, Berlin: S. 17/1–3; 94
LADR Der Laborverbund Dr. Kramer & Kollegen GbR, Geesthacht: S. 6/2
MACHEREY-NAGEL GmbH & Co. KG, Düren: S. 8/2
mauritius images GmbH, Mittenwald: S. 32 (Science Source/Dee Breger)
Photographie Annette Clasen, Ellerbek: S. 12; 21/5; 41/1–4; 42; 43/1–4; 49/2–4; 60/2; 68/1–4; 73/1–4; 78/1–3; 82/1–5; 86/2–5; 87/1,2
Radiometer GmbH, Krefeld: S. 58/1
Roche Diagnostics Deutschland GmbH, Mannheim: S. 57/1–3; 69; 77/6; 82/6
SARSTEDT AG & Co. KG, Nümbrecht: S. 50/1,2; 58/3,4
Science Photo Library – Ein Unternehmensbereich der StockFood GmbH, München: S. 96/6 (National Cancer Institute)
Shutterstock Images LLC, New York, USA: S. 7 (Soleil Nordic); 11 (angellodeco); 21/1 (Target Shot); 21/2 (Delpixel); 21/4 (Mehmet Cetin); 29/3 (Sarit Wuttisan); 49/1 (Ivan-River); 57/4 (SIRITAT TECHAPHALOKUL); 57/5 (millering); 58/2 (CGNo89); 64/1 (Audrius Merfeldas); 91/2 (Africa Studio); 96/1–3 (Komsan Loonprom)
stock.addobe.com: S. 29/2 (fefufoto); 29/4 (Andrea Danti); 29/6 (Schlierner)
United Nations Economic Commission for Europe (www.unece.com): S. 104/1–3
Verlag Handwerk und Technik GmbH, Hamburg: S. 36/2–4

ISBN 978-3-582-57128-1 Best.-Nr. 5822

Verlag Handwerk und Technik GmbH,
Lademannbogen 135, 22339 Hamburg; Postfach 63 05 00, 22331 Hamburg – 2022
E-Mail: info@handwerk-technik.de – Internet: www.handwerk-technik.de

Satz und Layout: CMS – Cross Media Solutions GmbH, 97082 Würzburg
Umschlagmotiv: angellodeco / Shutterstock Images LLC, New, USA
Druck: Himmer GmbH Druckerei & Verlag, 86167 Augsburg